U0273074

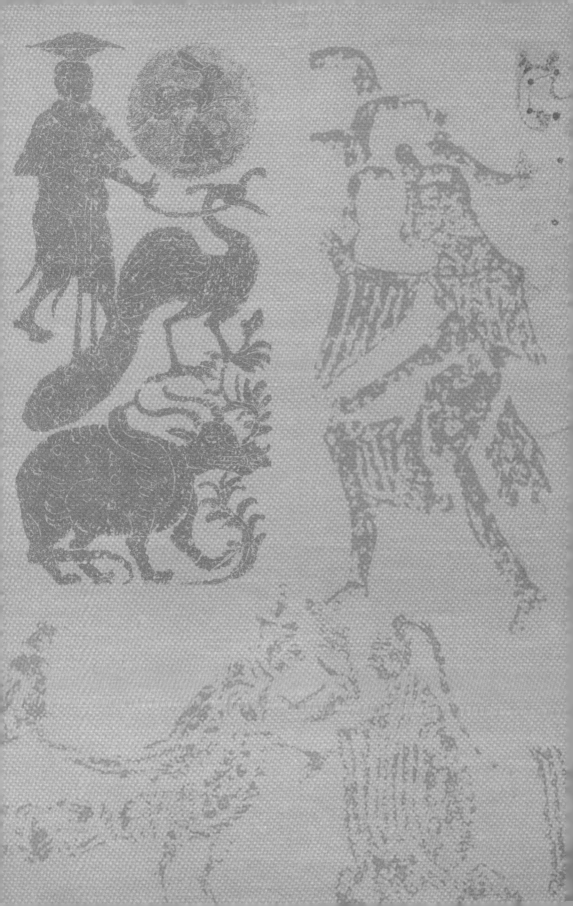

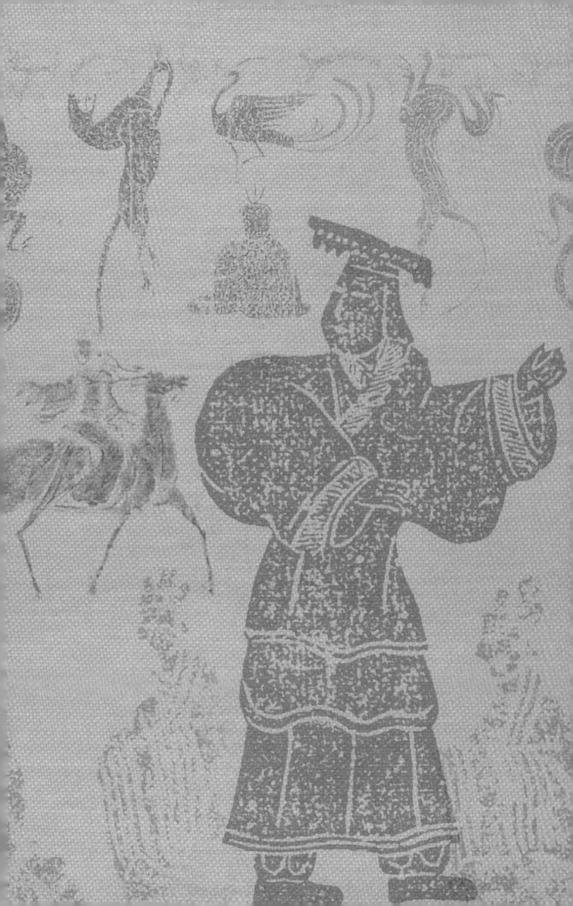

中国古医籍整理丛书

伤 寒 指 掌

清·吴贞 著

周 利 郭凤鹏 岳天天 刘文礼 校注

中国中医药出版社

·北 京·

图书在版编目（CIP）数据

伤寒指掌/（清）吴贞著；周利等校注. —北京：中国中医药
出版社，2016. 11（2020.12重印）

（中国古医籍整理丛书）

ISBN 978 - 7 - 5132 - 3248 - 7

Ⅰ. ①伤… Ⅱ. ①吴… ②周… Ⅲ. ①《伤寒论》 - 研究
Ⅳ. ①R222. 29

中国版本图书馆 CIP 数据核字（2016）第 065867 号

中国中医药出版社出版

北京经济技术开发区科创十三街31号院二区8号楼

邮政编码 100176

传真 010 64405750

廊坊市祥丰印刷有限公司印刷

各地新华书店经销

*

开本 710×1000 1/16 印张 14 字数 106 千字

2016 年 11 月第 1 版 2020 年 12 月第 2 次印刷

书 号 ISBN 978 - 7 - 5132 - 3248 - 7

*

定价 39. 00 元

网址 www. cptcm. com

国家中医药管理局
中医药古籍保护与利用能力建设项目
组织工作委员会

主 任 委 员 王国强

副 主 任 委 员 王志勇　李大宁

执 行 主 任 委 员 曹洪欣　苏钢强　王国辰　欧阳兵

执行副主任委员 李　昱　武　东　李秀明　张成博

委　　　　员

各省市项目组分管领导和主要专家

　　（山东省）武继彪　欧阳兵　张成博　贾青顺

　　（江苏省）吴勉华　周仲瑛　段金廒　胡　烈

　　（上海市）张怀琼　季　光　严世芸　段逸山

　　（福建省）阮诗玮　陈立典　李灿东　纪立金

　　（浙江省）徐伟伟　范永升　柴可群　盛增秀

　　（陕西省）黄立勋　呼　燕　魏少阳　苏荣彪

　　（河南省）夏祖昌　刘文第　韩新峰　许敬生

　　（辽宁省）杨关林　康廷国　石　岩　李德新

　　（四川省）杨殿兴　梁繁荣　余曙光　张　毅

各项目组负责人

　　王振国（山东省）　　王旭东（江苏省）　　张如青（上海市）

　　李灿东（福建省）　　陈勇毅（浙江省）　　焦振廉（陕西省）

　　蔡永敏（河南省）　　鞠宝兆（辽宁省）　　和中浚（四川省）

项目专家组

顾 问 马继兴 张灿玾 李经纬

组 长 余瀛鳌

成 员 李致忠 钱超尘 段逸山 严世芸 鲁兆麟
　　　　郑金生 林端宜 欧阳兵 高文柱 柳长华
　　　　王振国 王旭东 崔 蒙 严季澜 黄龙祥
　　　　陈勇毅 张志清

项目办公室（组织工作委员会办公室）

主 任 王振国 王思成

副主任 王振宇 刘群峰 陈榕虎 杨振宁 朱毓梅
　　　　刘更生 华中健

成 员 陈丽娜 邱 岳 王 庆 王 鹏 王春燕
　　　　郭瑞华 宋咏梅 周 扬 范 磊 张永泰
　　　　罗海鹰 王 爽 王 捷 贺晓路 熊智波

秘 书 张丰聪

前 言

中医药古籍是传承中华优秀文化的重要载体，也是中医学传承数千年的知识宝库，凝聚着中华民族特有的精神价值、思维方法、生命理论和医疗经验，不仅对于传承中医学术具有重要的历史价值，更是现代中医药科技创新和学术进步的源头和根基。保护和利用好中医药古籍，是弘扬中国优秀传统文化、传承中医学术的必由之路，事关中医药事业发展全局。

1949 年以来，在政府的大力支持和推动下，开展了系统的中医药古籍整理研究。1958 年，国务院科学规划委员会古籍整理出版规划小组在北京成立，负责指导全国的古籍整理出版工作。1982 年，国务院古籍整理出版规划小组召开全国古籍整理出版规划会议，制定了《古籍整理出版规划（1982—1990）》，卫生部先后下达了两批 200 余种中医古籍整理任务，掀起了中医古籍整理研究的新高潮，对中医文化与学术的弘扬、传承和发展，发挥了极其重要的作用，产生了不可估量的深远影响。

2007 年《国务院办公厅关于进一步加强古籍保护工作的意见》明确提出进一步加强古籍整理、出版和研究利用，以及

"保护为主、抢救第一、合理利用、加强管理"的方针。2009年《国务院关于扶持和促进中医药事业发展的若干意见》指出，要"开展中医药古籍普查登记，建立综合信息数据库和珍贵古籍名录，加强整理、出版、研究和利用"。《中医药创新发展规划纲要（2006—2020)》强调继承与创新并重，推动中医药传承与创新发展。

2003~2010年，国家财政多次立项支持中国中医科学院开展针对性中医药古籍抢救保护工作，在中国中医科学院图书馆设立全国唯一的行业古籍保护中心，影印抢救濒危珍本、孤本中医古籍1640余种；整理发布《中国中医古籍总目》；遴选351种孤本收入《中医古籍孤本大全》影印出版；开展了海外中医古籍目录调研和孤本回归工作，收集了11个国家和2个地区137个图书馆的240余种书目，基本摸清流失海外的中医古籍现状，确定国内失传的中医药古籍共有220种，复制出版海外所藏中医药古籍133种。2010年，国家财政部、国家中医药管理局设立"中医药古籍保护与利用能力建设项目"，资助整理400余种中医药古籍，并着眼于加强中医药古籍保护和研究机构建设，培养中医古籍整理研究的后备人才，全面提高中医药古籍保护与利用能力。

在此，国家中医药管理局成立了中医药古籍保护和利用专家组和项目办公室，专家组负责项目指导、咨询、质量把关，项目办公室负责实施过程的统筹协调。专家组成员对古籍整理研究具有丰富的经验，有的专家从事古籍整理研究长达70余年，深知中医药古籍整理研究的重要性、艰巨性与复杂性，履行职责认真务实。专家组从书目确定、版本选择、点校、注释等各方面，为项目实施提供了强有力的专业指导。老一辈专家的学术水平和智慧，是项目成功的重要保证。项目承担单位山东中医药大学、南京中医药大学、上海中医药大学、福建中医药大学、浙江省中医药研究院、陕西省中医药研究院、河南省中医药研究院、辽宁中医药大学、成都中医药大学及所在省市中医药管理部门精心组织，充分发挥区域间互补协作的优势，并得到承担项目出版工作的中国中医药出版社大力配合，全面推进中医药古籍保护与利用网络体系的构建和人才队伍建设，使一批有志于中医学术传承与古籍整理工作的人才凝聚在一起，研究队伍日益壮大，研究水平不断提高。

本着"抢救、保护、发掘、利用"的理念，该项目重点选择近60年未曾出版的重要古医籍，综合考虑所选古籍的保护价值、学术价值和实用价值。400余种中医药古籍涵盖了医经、基础理论、诊法、伤寒金匮、温病、本草、方书、内科、外科、女科、儿科、伤科、眼科、咽喉口齿、针灸推拿、养生、医案医话医论、医史、临证综合等门类，跨越唐、宋、金元、明以迄清末。全部古籍均按照项目办公室组织完成的行业标准《中医古籍整理规范》及《中医药古籍整理细则》进行整理校注，绝大多数中医药古籍是第一次校注出版，一批孤本、稿本、抄本更是首次整理面世。对一些重要学术问题的研究成果，则集中收录于各书的"校注说明"或"校注后记"中。

"既出书又出人"是本项目追求的目标。近年来，中医药古籍整理工作形势严峻，老一辈逐渐退出，新一代普遍存在整理研究古籍的经验不足、专业思想不坚定等问题，使中医古籍整理面临人才流失严重、青黄不接的局面。通过本项目实施，搭建平台，完善机制，培养队伍，提升能力，经过近5年的建设，锻炼了一批优秀人才，老中青三代齐聚一堂，有效地稳定了研究队伍，为中医药古籍整理工作的开展和中医文化与学术的传承提供必备的知识和人才储备。

本项目的实施与《中国古医籍整理丛书》的出版，对于加强中医药古籍文献研究队伍建设、建立古籍研究平台，提高古籍整理水平均具有积极的推动作用，对弘扬我国优秀传统文化，推进中医药继承创新，进一步发挥中医药服务民众的养生保健与防病治病作用将产生深远影响。

第九届、第十届全国人大常委会副委员长许嘉璐先生，国家卫生计生委副主任、国家中医药管理局局长、中华中医药学会会长王国强先生，我国著名医史文献专家、中国中医科学院马继兴先生在百忙之中为丛书作序，我们深表敬意和感谢。

由于参与校注整理工作的人员较多，水平不一，诸多方面尚未臻完善，希望专家、读者不吝赐教。

国家中医药管理局中医药古籍保护与利用能力建设项目办公室
二〇一四年十二月

许 序

序

一

"中医"之名立，迄今不逾百年，所以冠以"中"字者，以别于"洋"与"西"也。慎思之，明辨之，斯名之出，无奈耳，或亦时人不甘泯没而特标其犹在之举也。

前此，祖传医术（今世方称为"学"）绵延数千载，救民无数；华夏屡遭时疫，皆仰之以度困厄。中华民族之未如印第安遭染殖民者所携疾病而族灭者，中医之功也。

医兴则国兴，国强则医强。百年运衰，岂但国土肢解，五千年文明亦不得全，非遭泯灭，即蒙冤扭曲。西方医学以其捷便速效，始则为传教之利器，继则以"科学"之冕畅行于中华。中医虽为内外所夹击，斥之为蒙昧，为伪医，然四亿同胞衣食不保，得获西医之益者甚寡，中医犹为人民之所赖。虽然，中国医学日益陵替，乃不可免，势使之然也。呜呼！覆巢之下安有完卵？

嗣后，国家新生，中医旋即得以重振，与西医并举，探寻结合之路。今也，中华诸多文化，自民俗、礼仪、工艺、戏曲、历史、文学，以至伦理、信仰，皆渐复起，中国医学之兴乃属必然。

迄今中医犹为国家医疗系统之辅，城市尤甚。何哉？盖一则西医赖声、光、电技术而于20世纪发展极速，中医则难见其进。二则国人惊羡西医之"立竿见影"，遂以为其事事胜于中医。然西医已自觉将入绝境：其若干医法正负效应相若，甚或负远逾于正；研究医理者，渐知人乃一整体，心、身非如中世纪所认定为二对立物，且人体亦非宇宙之中心，仅为其一小单位，与宇宙万象万物息息相关。认识至此，其已向中国医学之理念"靠拢"矣，虽彼未必知中国医学何如也。唯其不知中国医理何如，纯由其实践而有所悟，益以证中国之认识人体不为伪，亦不为玄虚。然国人知此趋向者，几人？

国医欲再现宋明清高峰，成国中主流医学，则一须继承，一须创新。继承则必深研原典，激清汰浊，复吸纳西医及我藏、蒙、维、回、苗、彝诸民族医术之精华；创新之道，在于今之科技，既用其器，亦参照其道，反思己之医理，审问之，笃行之，深化之，普及之，于普及中认知人体及环境古今之异，以建成当代国医理论。欲达于斯境，或需百年欤？予恐西医既已醒悟，若加力吸收中医精粹，促中医西医深度结合，形成21世纪之新医学，届时"制高点"将在何方？国人于此转折之机，能不忧虑而奋力乎？

予所谓深研之原典，非指一二习见之书、千古权威之作；就医界整体言之，所传所承自应为医籍之全部。盖后世名医所著，乃其秉诸前人所述，总结终生行医用药经验所得，自当已成今世、后世之要籍。

盛世修典，信然。盖典籍得修，方可言传言承。虽前此50余载已启医籍整理、出版之役，惜旋即中辍。阅20载再兴整理、出版之潮，世所罕见之要籍千余部陆续问世，洋洋大观。

今复有"中医药古籍保护与利用能力建设"之工程，集九省市专家，历经五载，董理出版自唐迄清医籍，都400余种，凡中医之基础医理、伤寒、温病及各科诊治、医案医话、推拿本草，俱涵盖之。

噫！璐既知此，能不胜其悦乎？汇集刻印医籍，自古有之，然孰与今世之盛且精也！自今而后，中国医家及患者，得览斯典，当于前人益敬而畏之矣。中华民族之屡经灾难而益蕃，乃至未来之永续，端赖之也，自今以往岂可不后出转精乎？典籍既蜂出矣，余则有望于来者。

谨序。

第九届、十届全国人大常委会副委员长

许嘉璐

二〇一四年冬

王 序

中医学是中华民族在长期生产生活实践中，在与疾病作斗争中逐步形成并不断丰富发展的医学科学，是中国古代科学的瑰宝，为中华民族的繁衍昌盛作出了巨大贡献，对世界文明进步产生了积极影响。时至今日，中医学作为我国医学的特色和重要医药卫生资源，与西医学相互补充、相互促进、协调发展，共同担负着维护和促进人民健康的任务，已成为我国医药卫生事业的重要特征和显著优势。

中医药古籍在存世的中华古籍中占有相当重要的比重，不仅是中医学术传承数千年最为重要的知识载体，也是中医为中华民族繁衍昌盛发挥重要作用的历史见证。中医药典籍不仅承载着中医的学术经验，而且蕴含着中华民族优秀的思想文化，凝聚着中华民族的聪明智慧，是祖先留给我们的宝贵物质财富和精神财富。加强对中医药古籍的保护与利用，既是中医学发展的需要，也是传承中华文化的迫切要求，更是历史赋予我们的责任。

2010 年，国家中医药管理局启动了中医药古籍保护与利用能力建设项目。这既是传承中医药的重要工程，也是弘扬优秀民族文化的重要举措，不仅能够全面推进中医药的有效继承和创新发展，为维护人民健康做出贡献，也能够彰显中华民族的璀璨文化，为实现中华民族伟大复兴的中国梦作出贡献。

相信这项工作一定能造福当今，嘉惠后世，福泽绵长。

国家卫生和计划生育委员会副主任

国家中医药管理局局长

中华中医药学会会长

王国强

二〇一四年十二月

马 序

新中国成立以来，党和国家高度重视中医药事业发展，重视古籍的保护、整理和研究工作。自 1958 年始，国务院先后成立了三届古籍整理出版规划小组，分别由齐燕铭、李一氓、匡亚明担任组长，主持制订了《整理和出版古籍十年规划（1962—1972）》《古籍整理出版规划（1982—1990）》《中国古籍整理出版十年规划和"八五"计划（1991—2000）》等，而第三次规划中医药古籍整理即纳入其中。1982 年 9 月，卫生部下发《1982—1990 年中医古籍整理出版规划》，1983 年 1 月，中医古籍整理出版办公室正式成立，保证了中医古籍整理出版规划的实施。2002 年 2 月，《国家古籍整理出版"十五"（2001—2005）重点规划》经新闻出版署和全国古籍整理出版规划领导小组批准，颁布实施。其后，又陆续制定了国家古籍整理出版"十一五"和"十二五"重点规划。国家财政多次立项支持中国中医科学院开展针对性中医药古籍抢救保护工作，文化部在中国中医科学院图书馆专门设立全国唯一的行业古籍保护中心，国家先后投入中医药古籍保护专项经费超过 3000 万元，影印抢救濒危珍、善、孤本中医古籍1640余种，开展了海外中医古籍目录调研和孤本回归工作。2010年，国家财政部、国家中医药管理局安排国家公共卫生专项资金，设立了"中医药古籍保护与利用能力建设项目"，这是继1982～1986年第一批、第二批重要中医药古籍整理之后的又一次大规模古籍整理工程，重点整理新中国成立后未曾出版的重要古籍，目标是形成并普及规范的通行本、传世本。

为保证项目的顺利实施，项目组特别成立了专家组，承担咨询和技术指导，以及古籍出版之前的审定工作。专家组中的许多成员虽逾古稀之年，但老骥伏枥，孜孜不倦，不仅对项目进行宏观指导和质量把关，更重要的是通过古籍整理，以老带新，言传身教，培养一批中医药古籍整理研究的后备人才，促进了中医药古籍保护和研究机构建设，全面提升了我国中医药古籍保护与利用能力。

作为项目组顾问之一，我深感中医药古籍保护、抢救与整理工作的重要性和紧迫性，也深知传承中医药古籍整理经验任重而道远。令人欣慰的是，在项目实施过程中，我看到了老中青三代的紧密衔接，看到了大家的坚持和努力，看到了年轻一代的成长。相信中医药古籍整理工作的将来会越来越好，中医药学的发展会越来越好。

欣喜之余，以是为序。

中国中医科学院研究员

马继兴

二〇一四年十二月

校注说明

一、作者及成书

《伤寒指掌》作者吴贞，字坤安，生活于清乾隆、嘉庆时期，浙江归安（今浙江吴兴）人。吴氏少年多病，遂究心于医，上自《灵》《素》，下迄金元明清诸家医书，无不悉心研求。认为方中行之《伤寒论条辨》，喻嘉言之《尚论篇》，柯韵伯之《伤寒来苏集》，王晋三之《绛雪园古方注》能独出心裁，重开生面，认为刘河间之《伤寒直格》每多发明温热之理，惜杂于正伤寒内，在乎明眼择取。对周禹载、薛生白、叶天士等将温热之治不混于伤寒，则极为赞同。吴贞对伤寒、温热学说兼收并蓄，著《伤寒指掌》一书，意在将正伤寒和类伤寒分清源流辨治。

《伤寒指掌》成书于清嘉庆元年（1796），后由其弟友石于嘉庆十二年（1807）刊印于世，共四卷。

二、版本源流及底本、校本的选择

《伤寒指掌》自初刊以来流传较广，其存世版本较多。现存主要有清嘉庆十二年（1807）刻本，清道光二十四年（1844）江公专祠刻本（江春晖藏板），清光绪三年（1877）三星砦刻本，清宣统三年（1911）浙江绍城浙东印书局铅印何廉臣重订本，1918年上海鸿宝斋石印陆懋修重订本，1928年上海广益书局石印本等。

本次校注，以清嘉庆十二年（1807）刻本为底本。该版本刻印精良，内容完整，属于善本、祖本、足本，故用作底本。以清道光二十四年（1844）江公专祠刻本（江春晖藏板）为主校本（简称"道光本"），该本内容完整，刻印精良。以1918年上海鸿宝斋石印陆懋修重订本（简称"陆懋修本"）为参校本。陆氏是清代著名医家，他推崇仲景之学，对伤寒温病有其独到见解，陆懋修本是近代影响较大的版本，书版完整清晰。

三、校注的原则、体例与方法

校勘以对校为主，兼用本校、他校、理校。

1. 除明确规定径改者，凡改动底本上的任何文字，一律出校记说明。

2. 凡底本有误，根据校本予以纠正，并出校记。

3. 底本与校本文字不同，但二者义皆可通，校本有参考价值者，则原文不动，在校记中说明互异之处，提示何说义胜。

4. 底本中疑有讹、脱、衍、倒者，原文不动，出校说明。

5. 底本文字属一般笔画之误，如"日""曰"混淆，"己""巳"不分者，予以径改，不出校记。

6. 底本中文字讹误，如"鞕"误作"鞭"等，改正并予于首见处出校。

7. 底本中药名简俗写法统一改作规范写法。如："括蒌"改为"栝蒌"，"山查"改为"山楂"，"只实"改为"枳实"，"梹榔"改为"槟榔"，"泽泄"改为"泽泻"，"桔更"改为"桔梗"，"细莘"改为"细辛"，"藊豆"改为"扁豆"，"旋复花"改为"旋覆花"等。

8. 底本中通假字、古字，分别以"通某"和"同某"出校说明；异体字、俗体字统一以规范字律齐，不出校记。

9. 底本中疑难字词予以简释，一般不出书证。注音采用汉语拼音加直音的方法。

10. 底本中义为"上""下"的方位词"右""左"，统一改为"上""下"，不出校记。

11. 底本无总目，有卷目，且编排凌乱，或过简，今据正文及卷目重编目录，置于正文前，删去原卷目。

序

上古之人禀天地浑穆①之气以生，寿永而无病。中古自轩辕氏尝百草，分经络，始知有药，始知有病；岐伯氏通脉理，辨病因，始知有医。圣人惧后世疾痼而不求治，则著《灵枢》《素问》《内经》诸书以垂世。后人宗之，代有名医，各有著论，随时施治，无非救世之苦心。然而病情多端，其变幻叵测而速于死者，莫如伤寒一症，药一误投，病不可挽。诸名家述伤寒略而不周，惟张仲景先生定一百一十三方，治分六经，可谓该②之。后学误以类伤寒作正伤寒治，而不分手足，无怪乎病之浅者深，深者危，危者莫救。浙西吴坤安先生，亲炙③吴中叶天士、薛生白两先生，深探伤寒之秘旨，应世三十年。凡伤寒一症，在经治经，杜传经之渐，无论虚实，数剂而愈，使病者不伤，元气易痊，可真仁心妙手，闻之耳熟。先生安于家，不肯轻出。余羁职守，南朔④间隔，徒忻慕⑤焉。乃弟友石辑先生平日所著书为四卷，名之曰《伤寒指掌》，北来就正于余，并嘱序。余读其自序，观其门类及论症用药处方，分条析理，古今来治伤寒之法，莫能越其范围，知先生得力于

① 浑穆：质朴淳和。
② 该：概括。
③ 亲炙：亲受教育。
④ 朔：北方。
⑤ 忻（xīn 欣）慕：高兴而仰慕。

仲景者深矣，而前后《条辨》① 诸书胥②成渣滓，余乐为之序以共③世也。学者获此卷读之，循序而进，以治伤寒分六经之法治杂症，无不应手以尽其妙，岂独治伤寒一症哉?

时嘉庆十有二年岁次④丁卯中秋太医院院使⑤花映墀拜题

---

① 前后条辨：指明代方有执的《伤寒论条辨》和清代程应旄的《伤寒论后条辨》。

② 胥：全。

③ 共：通“供”。《说文解字注·共部》：“《周礼》《尚书》供给、供奉字，皆借‘共’为之。”

④ 次：值。

⑤ 太医院院使：清代太医院最高长官，其官阶为正五品。

自　序

　　仆少多疾病，薄弱无能，遂究心于医，以求卫生①之道。无如质性鲁愚，医理深奥，曾将仲景伤寒反覆研求，不得其旨。用②旁索③诸家之书，以求其理，惟《准绳》④汇集诸贤之大成，非操明敏之资，不能溯流穷源。余⑤皆独抒所见，别开经窦⑥，不无与圣训相悖谬，徒滋心中之蛊惑。迨观方中行之《条辨》，喻嘉言之《尚论》，虽彼此互异，均可谓独出新裁，发明古训。至扫叔和之伪，明仲景之真，不使鱼目溷⑦珠，碔砆⑧乱玉，非嘉言慧眼灵心，谁能及此？更阅柯韵伯之《来苏集》，王晋三⑨之《古方注》，尤能得仲景之深心，重开生面，故其发明方义，两贤如出一揆⑩。至若辨六日传经之妄，辟⑪三方鼎立之谬，改服麻桂于太阳未衄之前，移系⑫白散⑬于太阴误

---

　　①　卫生：保护生命。

　　②　用：因此。

　　③　旁索：广泛探索。旁，广。

　　④　准绳：即《证治准绳》，明王肯堂撰。

　　⑤　余：此指除《证治准绳》以外其他研究伤寒学的著作。

　　⑥　别开经窦：义同"另辟蹊径"。经窦，小路和洞穴。经，通"径"。

　　⑦　溷：同"混"。

　　⑧　碔砆（wǔfū 武夫）：一种像玉的石头。

　　⑨　王晋三：清代医家，名子接，字晋三。著有《绛雪园古方选注》《绛雪园得宜本草》。

　　⑩　揆：准则。

　　⑪　辟：驳斥。

　　⑫　移系：移动。

　　⑬　白散：方见《伤寒论·辨太阳病脉证并治下》。《金匮要略·肺痿肺痈咳嗽上气病脉证治》附方名"《外台》桔梗白散。"

下之后，千古疑团，一朝打破。又谓仲景伤寒已兼六气，六经主病已该杂症，非专指伤寒立言，柯氏以前，孰能指出厥^①旨？金刘河间，叔季^②人也。扰攘之世，炎火统运，见仲景伤寒每详于寒而略于温，特著医书四种。其《直格》^③一书，每多发明温热之理，惜杂于正伤寒内，在乎明眼择取。厥后《绀珠》^④一书，亦宗河间之法，但以双解散用代麻黄、桂枝等汤，以治伤寒，则竟以伤寒为温热矣。不知仲景麻黄、桂枝等汤原治伤寒，河间双解、通圣等法原治温热，两不相侔，不可移易，一经倒施，祸如反掌。嗟乎！寒温之别，判若天渊，寒温之治，反如冰炭，何朦混若此？赖周禹载^⑤、薛生白诸先生出，见世之伤寒正病绝少，类症殊多，寒症绝少，热病殊多，恐人误以伤寒正法施治，乃作《温热暑疫全书》济世。夫温热暑疫，皆热病也。其云伤寒自表达里，温热自内发外，温病发于少阳，热病发于阳明，仲景黄芩汤治少阳温病，白虎汤治阳明热病，并非伤寒之方，此真发前人所未发，其觉迷救世之功，诚非浅鲜。近又出《伤寒第一书》^⑥，云仲景伤寒治分九州，此书专主扬州分野^⑦。虽其说不足凭信，然观其用药，远热投凉，以透癍解毒为主，亦治温热之良法也。第求其六淫之治，未免寡陋。

---

① 厥：其。

② 叔季：末世。古人崇尚圣王先贤，称去圣王或先贤已远的时代为"叔世"或"季世"。

③ 直格：即《伤寒直格》，伤寒学著作，金代刘宗素撰。

④ 绀珠：即《心印绀珠经》，综合性医书，元代李汤卿撰。

⑤ 周禹载：清代医家，名扬俊，字禹载。著有《温热暑疫全书》。

⑥ 伤寒第一书：伤寒著作，清乾隆间沈月光传，车宗辂、胡宪丰编订，四卷，附余二卷。

⑦ 分野：我国古代天文学内容。古人把天上的星宿和地上州国的位置相对应，用以占卜吉凶，这种划分，在天称为分星，在地称为分野。

独叶天士先生所留治案，每寓伤寒于六气之中，妙法精义，无不毕备。其云仲景伤寒，先分六经；河间温热，须究三焦。此即先生分治寒温之大法，明示人不可以足经之药混治手经之病。只此二语，已得伤寒之肯綮。奈世人不察，反憾《叶案》① 无伤寒，甚矣，伤寒之难明也！仆自矜管窥之见，一割之能②，述六经本病一卷，变病类病一卷，先古法，次新法，古法悉本《准绳》《金鉴》《选注》《来苏集》之注释，新法则参《叶案》《第一书》《温热全书》之治焉。书成，非敢出而问世，姑存之，以就有道之政③云尔。

时嘉庆元年仲秋吉日④茗南吴贞坤安氏识

---

① 叶案：即《叶案存真》。叶天士门人编辑整理。

② 一割之能：语出《后汉书·班超传》："况臣奉大汉之威，而无铅刀一割之用乎？"比喻才能平常的人有时也能有点用处，多作请求任用的谦词。

③ 政：更正。《说文解字》："政，正也。"《论语·有政》："马注政者，有所改更匡正。"

④ 仲秋吉日：农历八月初一。

目　录

卷之一

类伤寒辨

凡感四时六淫之邪而病身热者，今人悉以伤寒名之，是伤寒者热病之总名也。其因于寒者，自是正病，若夫因暑因湿，因燥因风，因六淫之兼气，或非时之戾气，发为风温、湿温、温病、寒疫等症，皆类伤寒耳。病热虽同，所因各异，不可概以伤寒法治之。且伤寒正病绝少，类症尤多，苟不辨明，未免有毫厘千里之差。《准绳》独以类症弁①诸首，亦以辨症为先务也。用仿其意，首列类症，凡同伤寒之例而治者十一症，不同者八症，共一十九症，庶临症者得其先务云。

冬温　春温　寒疫　热病　湿温②　风温　霍乱　痓湿痹　风湿　中暍　伤食　痰　脚气　内痈　虚烦　畜③血　黄耳④　赤胸⑤

---

① 弁：古代用皮革做成的一种帽子。此处用作动词，置于前。
② 湿温：原在下文"中暍"之后，据正文移此。
③ 畜：同"蓄"。《周易·序卦》："比必有所畜。"陆德明释文："畜，本亦作'蓄'。"
④ 黄耳：古病名。症见发热恶寒，项背强直，耳中策策作痛。
⑤ 赤胸：古病名。症见发热恶寒头痛，胸膈赤肿疼痛。

自霜降以后，天气寒冱①，感之而病者，伤寒也。

霜降以后，当寒不寒，乃更温暖，因而衣被单薄以致感寒而病者，冬温也。

春时天道和暖，有人壮热口渴而不恶寒者，温病也，以辛温药汗之则坏矣。若天令尚寒，冰雪未解，感寒而病者，亦伤寒也。

三月以后，八月以前，天道或有暴寒，感之而病者，时行寒疫也此寒疫亦伤寒也，不得以正疫治之。

夏至以后，时令炎热，有人壮热烦渴而不恶寒者，热病也。热病与中暑相似，但热病脉盛，中暑脉虚。

夏月有病头痛，谵语自汗，身不甚热，两胫逆冷，四肢沉重，胸腹满而渴者，湿温也。其人常伤于湿，因而中暑，湿热相搏，故发此病，不可发汗。

头痛，身热，自汗，与伤寒同，而脉尺寸俱浮，身重默默，但欲眠，鼻鼾，语言难出，四肢不收者，风温也，不可发汗。

病呕吐而腹痛泄泻，恶寒发热，或吐或利而发热者，霍乱也。

身热足寒，头项强急，恶寒，时头热面赤，目脉赤，独头摇，卒②口噤，背反张者，痉也③。

---

① 寒冱（hù 户）：严寒冻结。
② 卒（cù 促）：突然。
③ 身热足寒……痉也：语出《伤寒论·辨太阳病脉证并治》。

太阳病，发热无汗，反恶寒者，为刚痉；发热汗出，不恶寒者，为柔痉。

太阳病，关节痛而烦，脉沉而细，此名湿痹。其候小便不利，大便反快，但当利其小便。

病者一身尽痛，发热晡剧，脉浮而濡，额上微汗，不欲去衣被，或四肢浮肿，此风湿①也。不可大汗，若汗大出，风去湿不去，但令微微似欲汗出者，风湿俱去也。

太阳中热，暍是也。发热恶寒，身重而痛，汗出而渴，脉微弱。

以上十一症，同伤寒施治。

头痛发热与伤寒同，而身不痛，右关短滑，左脉和平者，伤食也。中脘必痞闷，亦有停食兼感寒者，人迎气口脉俱大。

憎寒发热，恶风自汗，胸满，气上冲咽，不得息，与伤寒相似，而头不痛，或时痛时止，其脉紧而不大者，痰也。痰在上焦，则寸口脉沉滑，或沉伏；痰在中焦，则右关脉滑大。有气郁则沉而滑，夹食则短而滑。凡脉弦滑者有痰饮，偏弦者主饮，沉弦者有悬饮内痛。

发热憎寒，头痛，肢节痛，呕恶，与伤寒相似，而痛起自脚，脚膝肿痛，两胫肿满，或枯细，大便坚者，脚气也。

---

① 风湿：原作"风温"，据文义改。

脉浮，数发热，洒淅恶寒，若有痛处，饮食如常者，内痈也。胸中隐隐痛，振寒脉数，咽干不渴，口中咳，时出浊唾腥臭，久而吐脓者，肺痈也。小腹重，皮急，按之痛，便数如淋，久必便脓血，时时汗出，复恶寒，脉滑而数者，肠痈也。胃脘隐隐而痛，手不可近，胃脉沉细，人迎逆而盛者，胃脘痈也。

烦热与伤寒相似，而脉不浮紧，头不疼，身不痛，不恶寒，或烦时头亦痛，烦止而痛止者，虚烦也。

发热如伤寒，而其人有所从高坠下，攧扑①损伤，或盛怒叫呼，或强力负荷，无何②而病，小便自利，口不甚渴，按胸胁脐腹间有痛处，或手不可近者，畜血也。以上出《准绳》。

发热恶寒，脊强背直，有似痉状，耳中策策③作痛者，黄耳也。此属太阳，风入肾经，以荆防败毒散加蝉蜕、黄芩、赤芍、紫荆皮。寒邪重者，以小续命汤加白附、天虫④、天麻。外治法，用苦参磨水滴耳中。

发热恶寒，头痛似伤寒，而胸膈赤肿疼痛者，赤胸也。属少阳风热，以荆防败毒散加芩、连、瓜蒌、元参、赤芍、升麻、紫荆皮，大便燥实加大黄。外治法，用三棱针刺其血，则肿消痛止矣。黄耳、赤胸出《伤寒奥旨》。

① 攧（diān 颠）扑：跌倒。
② 无何：不久。
③ 策策：形容阵阵作痛的样子。
④ 天虫：即白僵蚕。

以上八症，不同伤寒施治。

按伤寒类症虽多，惟温热关于伤寒为尤重，以今之伤寒大半属于温热也，且治法与伤寒不侔。伤寒入足经而温邪兼入手经，伤寒宜表而温邪忌汗，伤寒药宜辛温而温邪药宜辛凉，苟不辨明，必有误治。故兹集特参以温热立论，而以温热之法为兼治焉。凡列于太阳症内，是伤寒正病，而列于阳明少阳经中，其症都兼温热，盖少阳木火之原，阳明湿热之薮①。其风温、温热之邪，自是同气之感。他如霍乱脚气等症，治法各备本门。

察舌辨症法

病之经络脏腑、营卫气血、表里阴阳、寒热虚实，毕形于舌，故辨症以舌为主，而以脉症兼参之，此要法也。兹将舌之部位形色，详列于下，实临症者之金鉴焉。

部位

满舌属胃，中心亦属胃，舌尖属心，舌根属肾，两傍属肝胆，四畔属脾。又，舌尖属上脘，舌中属中脘，舌根属下脘。

形色

白胎肺经　绛胎心经　黄胎胃经　鲜红胆经　黑胎脾经　紫色肾经　焦紫起刺肝经　青滑肝经

---

① 薮（sǒu 叟）：聚集之处。

白胎肺经 候卫分气分之表邪也。肺属金，故白胎应肺。

肺主卫，主气，主皮毛。风寒先入皮毛，内应乎肺，又太阳主一身之表，故肺家之邪即可以候太阳之表。仲景麻黄汤，亦泻肺分之邪也。舌无胎而润，或微白而薄者，风寒也，外症必恶寒发热而口不渴，宜温散之。舌胎白而燥刺者，温邪也，外症必微寒，即发热不已，此邪在太阴手经，宜凉散之，忌足经辛温药。舌白而粘腻者，湿邪在于气分也，外症必发热头重身痛而口不渴，宜解肌去湿，如桂枝、秦艽、羌活、紫苏、二陈、二苓之类。

肺分虽兼太阳，惟寒邪可用足经辛温药。若风温入肺，症见发热口渴，咳嗽喉痛，舌胎白燥，或白兼边红，治宜轻清凉解肺经，如栀、豉、桑、杏、蒌皮、象贝、前胡、薄荷、苏子、黄芩、桔梗之类。

绛胎心经 候营分血分之温热也。心属火，故绛色应心。绛，深红色。

心主营主血，舌胎绛燥，邪已入营中，宜清络中之热，血分之火，忌用气分药。凡温邪从口鼻吸入，上焦心肺先受。如舌胎先白后红者，邪先入气分，后入营分也。如初起舌即绛色者，邪不入气分而入营分也，宜清解营分之热，犀角、鲜生地北方无此、丹皮、元参之类。暑邪温疫，如遇此胎，亦宜泄营解毒。凡白胎，邪在气分，宜解表，忌清里。绛胎邪在营分，宜清热，忌发汗。经主气，络主血；卫主气，营主血。

黄胎胃经 辨阳明里症之热邪也。阳明燥金，从土化，故黄色应胃。

邪入手经，以舌之绛白分心营肺卫矣，邪入足经，又当以舌之黄白分表里为治也。盖白胎主表，黄胎主里，太阳主表，阳明主里，故黄胎专主阳明里症而言。辨症之法，但看舌胎带一分白，病亦带一分表，必纯黄无白，邪方离表而入里。如见舌胎白中带黄，或微黄而薄，是邪初入阳明，犹带表症，微兼恶寒，宜凉散之。如黄而兼燥，外症不恶寒，反恶热，是伤寒外邪初入阳明之里，或温热内邪欲出阳明之表，斯时胃家热而未实，宜栀豉白虎之类清之可也。如厚黄燥刺，或边黄中心焦黑起刺，脐腹胀满硬痛，乃阳明里症也，承气汤下之。

红色胆经 候少阳内发之温邪也。少阳相火，从火化，故红色应胆。

少阳以木火为用，温邪内发，必借少阳为出路，乃同气之应也。如淡红、嫩红、白中带红，是温邪之轻者，初起微寒，即发热不已，口渴甚者是也，宜柴、芩、栀、翘等清解之。如纯红、鲜红起刺，此胆火炽而营分热，急宜犀角、翘、丹等清解之。如不解，此温邪伏于少阴而发于少阳之表也，症匪①轻渺，速宜重加鲜生地、麦冬、元参之类以滋少阴之水，而少阳之火自解矣，大忌风药。又风温、瘟疫等症，如见舌胎鲜红者，当从手少阴治。

_____

① 匪：义同"非"。

黑胎脾经 辨太阴湿土之寒热也。太阴湿土，从湿化，《易》云水就湿，故黑胎应脾。

太阴湿土所主，而水就湿，故脾家见症每每舌现黑色。如舌胎灰黑而滑者，此寒水侮土，太阴中寒症也，外症腹痛吐利，手足指冷，六脉沉细，宜理中汤主之。如杂症而现黑滑胎者，必是湿饮伤脾，宜温中和脾逐饮治之。如白胎而兼带灰黑色，更兼粘腻浮滑者，此太阴在经之湿邪，是从雨雾中得之，宜解肌渗湿。如白带黑点，或兼黑纹而粘腻者，亦属太阴气分之湿，宜行湿和脾。如黄中带黑而浮滑粘腻者，是太阴湿热内结，宜利湿清热。

若黑而燥刺，是阳经注入太阴之热邪，宜清火解毒，兼阳明治。如屡清不解，腹无痞满硬痛之症者，不可妄投承气，是胃中津液干涸，少阴肾水不支，宜大小甘露饮主之。如舌胎黑刺，大便秘结，脐腹硬满耕痛①，此燥矢为患也，承气汤下之，仍从阳明治。若黑而坚敛，焦刺如荔枝形者，乃阳亢阴竭，胃汁肾液俱涸也，不治。若诸书但以黑胎为肾气凌心，水来克火，百无一治，庸有未验？又有以舌之五色分五脏，乃五行之死法，不足以测伤寒之变。

紫色肾经 察少阴本脏之虚邪也。少阴君火，从火化，故紫色应肾。

六经惟肾无实症，故仲景于少阴症中揭出脉微细、但

---

① 耕痛：陆懋修本作"攻痛"。

欲寐为主病，示正气之虚也。如见舌形紫而干涩，口渴唇燥，外见少阴症者，此肾阴不足，坎中水亏，宜壮水为主，六味饮、一阴煎之类。如兼谵语神昏，又当从手少阴治，微清痰火，如生地、丹参、茯苓、川贝、菖蒲、钩藤、天竺黄之类。如舌形胖嫩而色淡红者，外症必见躁扰不宁，六脉迟微，或动气内发，腹寒畏冷，或初起吐利，手足逆冷，或格阳躁狂，六脉洪数无根，此肾气大亏，坎中火衰，宜益火之原，人参八味主之。如舌形紫燥，唇焦齿黑，二便俱秘，此为阴中兼阳，可兼阳明以治，犀角、地黄、甘露饮之类。凡舌形圆大胖嫩，皆属少阴虚症。

不拘伤寒杂证，如见舌色紫如猪肝，枯晦绝无津液者，此肾液已涸，不治。痢疾见此胎，胃阴已竭，必死。伤寒更衣后，舌胎顿去而见紫色如猪肝者，此元气下泄，胃阴已绝，不治。如舌胎去而见淡红有神者，佳。

焦紫肝经 辨厥阴阳毒之危候也。厥阴风木从火化，故焦紫应肝。

凡舌胎焦紫起刺如杨梅状者，此阳邪热毒已及肝脏，险症也，大便秘者，急以更衣散下之，金汁、人中黄之类大清大解之。凡舌胎肝胆部位有红紫点者，肝藏伏毒也，大凶之症，急用犀角尖、人中黄透之解之。此阳毒，谓阳邪热盛不解，其毒及于厥阴肝藏，非《金匮》所称阴阳毒也。

青滑肝经 辨厥阴阴毒之危症也。肝属木，故青色应肝。

凡舌胎青滑，乃阴寒之象，急宜四逆、吴萸辈温之。外症若见面青唇紫、囊缩厥逆、筋急直视等症者，厥阴败症也，不治。凡舌胎焦紫如刺，厥阴热毒，难治。青滑，厥阴寒邪，吴萸温之即愈。

察舌辨症歌

六淫感症有真传，临症先将舌法看。

察色分经兼手足，营卫表里辨何难。

凡诊伤寒，当先察舌之形色，分别足经手经，卫分营分，在表在里，再参脉症施治，无不获效。若拘定足六经治病，非但无效，且病亦鲜有合六经者。伤寒兼六气言，故曰六淫感症。

白肺绛心黄属胃，红为胆火黑脾经。

少阴紫色兼圆厚，焦紫肝阳阴又青。

此以形色分六经，兼心肺两手经。足六经不言太阳者，以太阳初感，舌未生胎也。故凡临症，见舌无胎而润，或微白而薄，即是太阳。黄胎阳明，红色少阳，黑胎太阴，紫色少阴，焦紫厥阴阳邪，青滑厥阴阴邪，俱见前。

表白里黄分汗下，绛营白卫治天渊。

次将津液探消息，泽润无伤涩已亏。

此以下辨营卫表里治法：白胎属表，当汗；黄胎属里，当下；绛胎营分之热，宜清忌表；白胎卫分之邪，宜汗忌清。治法天渊。再以舌之燥润，验其津液存亡，不拘何色，但以润泽为津液未伤，燥涩为津液已耗。热病以存津液为主，故宜深察。

白为肺卫仍兼气，绛主心营血后看。

白内兼黄仍气热，边红中白肺津干。

邪之入，先到卫分不解，然后入气分，营分不解，然后入血分。白内兼黄，仍属气分之热，不可用营分药。白胎边红，此温邪入肺，灼干肺津，不可辛温过表，清轻凉散为当。

卫邪可汗宜开肺，气分宜清猛汗难。

入营透热羚犀妙，到血惟清地与丹。

凡舌胎白润而薄，邪在卫分，可汗。开肺即是开太阳，如麻黄、羌活之类。如舌胎白而厚，或兼干，是邪已到气分，只宜解肌清热，如葛根、防风、连翘、薄荷之类，不可用辛温猛汗也。若寒邪化热，过卫入营，或温邪吸入，竟入营分，则舌胎红绛而燥，惟羚、犀为妙品，以能透热于营中也。邪在营分不解，渐入血分，则发热不已，宜清血分之热，鲜生地、牡丹皮之类。

白黄气分流连久，尚冀战汗透重关。

舌绛仍兼黄白色，透营泄卫两和间。

凡舌胎白中带黄，日数虽多，其邪尚在气分流连，可冀战汗而解。若舌红绛中仍带黄白等色，是邪在营卫之间，当用犀、羚以透营分之热，羌、防以散卫分之邪，两解以和之可也。

白而薄润风寒重，温散何妨液不干。

燥薄白胎津已少，只宜凉解肺家安。

此辨风寒与风热治法不同。凡风寒初入太阳则舌无胎，或生胎白润而薄，此寒邪重，津液不亏，辛温汗之可也。如白胎虽薄而燥，或舌边舌尖带红，此风热之邪伤于气分，病在太阴手经，津液已少，不可过汗，只宜清轻凉解肺分，如前胡、苏子、杏仁、连翘、黄芩、薄荷、桔梗、淡竹叶之类。

胎若纯黄无白色，表邪入里胃家干。

更验老黄中断裂，腹中满痛下之安。

凡治病，先要辨清营卫表里，上文辨营卫，此论表里。然表证即属卫分，故此专论里症。伤寒由表达里，故舌胎先白后黄，至纯黄无白，邪已离表入里，即仲景所云胃家实也。然舌胎虽黄而未至焦老裂纹起刺，大便虽秘而未至痞满鞕痛，尚属胃家热而未实，宜清不宜攻。必再验其舌形黄厚焦老，中心裂纹，或起刺，腹中硬满胀痛，方用承气下之则安。舌中心属胃，凡肠中有燥矢，舌心必有黄燥黑燥等胎，然腹无硬满耕痛①之状，亦只须养阴润燥，不可妄用承气攻之。

太阴腹满胎粘腻，苍朴陈苓湿结开。

① 耕痛：陆懋修本作“攻痛”。

黄燥若还胸痞闷，泻心小陷二方裁。

阳明实满，舌胎老黄燥裂；太阴湿满，舌胎白而粘腻。阳明实满，满及脐下少腹；太阴湿满，满在心下胃口。湿邪结于太阴则胸腹满闷，宜苦温以开之，苍、朴、二陈、二苓之类。若黄胎而燥，胸中痞满，此阳邪结于心下，按之痛者，

热痰固结也小结胸症，小陷胸法。呕恶溺涩者，湿热内结也，泻心法。

微黄粘腻兼无渴，苦泄休投开泄安。

热未伤津黄薄滑，犹堪清热透肌端。

病有外邪未解而里先结者，如舌胎粘腻微黄，口不渴饮而胸中满闷是也。此湿邪结于气分，宜白蔻、橘红、杏仁、郁金、枳壳、桔梗之类开泄气分，使邪仍从肺分而出则解矣，不可用泻心苦泄之法。黄胎虽主里，如胎薄而滑者，是热邪尚在气分，津液未亡，不妨用柴、葛、苓、翘，或栀、豉、翘、薄之类，轻清泄热透表，邪亦可外达肌分而解也。此两条，舌色似里而实表，不可作里症治。

湿留气分胎粘腻，小溺如淋便快联。

湿结中焦因痞满，朴陈温苦泄之痊。

此以粘腻舌胎为湿邪之验，白而粘腻者寒湿，黄而粘腻者湿热。更验其小便不利，大便反快，为湿邪痞满，乃湿邪结于中焦，宜厚朴、苍术、二苓、二陈之类苦温以开泄之。若舌黄粘腻，痞闷呕恶，大小便俱不利，此湿热结

于中焦，宜泻心之类苦寒以开泄之。

上焦湿滞身潮热，气分宣通病自痊。

湿自外来肌表著，秦艽苏桂解肌先。

凡看舌胎，或白或微黄而粘腻不渴者，总属湿邪。但湿自内出，恒结于中焦而成痞满。若湿自外来，上焦气分受之，每见潮热自汗，医表之不解，清之不应，不知热自湿中来，只要宣通气分，如淡豆豉、茯苓皮、滑石粉、半夏、猪苓、米仁、广皮、白蔻、黄芩之类，气分湿走，热自止矣。若冒雨雾湿邪，留于太阴肌分之表，发热自汗不解，口不渴饮，身虽热，不欲去衣被，舌胎灰白粘腻，宜桂枝、秦艽、紫苏、茯苓皮、二陈、姜皮之类解肌和表，湿邪自去。

湿热久蒸成内著，厚黄呕吐泻心权。

若兼身目金黄色，五苓栀柏共茵煎。

湿热内著，从饮食中得之，嗜酒人多此，胎必厚黄粘腻，痞满不饥，呕吐不纳，惟泻心最效，川连、干姜、赤苓、半夏、枳实、茵陈、通草之类。湿热内结，若误治必致成疸，宜五苓加茵陈、栀、柏之类。

舌绛须知营分热，犀翘丹地解之安。

若兼鲜泽纯红色，胞络①邪干菖郁攒。

素有火痰成内闭，西黄②竺贝可加餐。

---

① 胞络：当作"包络"。下同.
② 西黄：牛黄之产于陕西、甘肃者。

邪入营中，宜泄营透热，故用犀角以透营分之热邪，翘、丹、鲜地以清营分之热邪。邪入心胞络则神昏内闭，须加川郁金、石菖蒲以开之。若兼有火痰，必致痰潮内闭，更当加西黄、川贝、天竺黄之类清火豁痰。

心承胃灼中心绛，清胃清心势必残。

君火上炎尖独赤，犀兼导赤泻之安。

如黄胎而中心绛者，心受胃火蒸灼也，于清胃药中加清心药，其势必孤矣。如舌尖独赤起刺，心火上炎之故，犀角合导赤散以泻之。

若见边红中燥白，上焦气热血无干。

但清膈上无形热，滋腻如投却病难。

凉膈散去芒硝、大黄，加石膏，能清膈上无形客热。其邪不在血分，妄投滋腻，必增病矣。

绛舌上浮粘腻质，暑兼湿浊欲蒸痰。

恐防内闭芳香逐，犀珀菖蒲滑郁含。

暑蒸湿浊则成痰，暑湿兼秽，恐蒙闭心胞，故用菖蒲、郁金，藉其芳香逐秽，犀角以透营分暑邪，琥珀、滑石清暑利湿。

白苔绛底因何事，热因湿伏透之难。

热毒乘心红点重，黄连金汁乱狂安。

热因湿邪遏伏，宜泄湿以透热，如犀角、滑石、茯苓皮、猪苓、米仁、茵陈、黄柏之类。若温湿症，舌现红星点点，此热毒乘心，必神昏谵语，宜苦寒之品治之。狂乱者，非黄连、金汁不解。如无金汁，以人中黄代之。

舌绛碎生黄白点，热淫湿蛰欲生疳。

古名狐惑皆同此，杂症伤寒仔细探。

狐惑，即牙疳、下疳之古名也，近时惟以疳名之。牙疳即惑也，蚀咽，腐龈，脱牙，穿腮，破唇。下疳即狐也，蚀烂肛阴，由伤寒余毒与湿蛰为害。若胃强能食，可任苦寒重药者可治。参《金鉴》。按狐惑，虫症也。上唇有疮，虫食其脏，兼咽烂，名惑；下唇有疮，虫食其肛，兼声哑，名狐。面色乍白乍黑乍赤，恶闻食气，情志嘿嘿[1]，此其候也。参《准绳》。

舌绛不鲜枯更萎，肾阴已涸救之难。

紫而枯晦凋肝肾，红泽而光胃液干。

舌形紫晦如猪肝色，绝无津液者为枯，舌形敛缩，伸不过齿为萎，此肝肾已败，不治。若舌色红泽而光，其色鲜明者，属胃阴干涸，犹可滋养胃阴，甘凉纯静之品主之。

黄厚方知邪入里，黑兼燥刺热弥深。

屡清不解知何故，火燥津亡急救阴。

黑燥为阳明之热，腹无痞满硬痛，非承气症，只宜清解。若清之不应，是肠中燥矢与热邪固结，胃土过燥，肾水不支，胃中阴液已干，宜大小甘露饮以救胃汁。阴液充

---

① 嘿嘿（mò mò 默默）：沉默。嘿，同"默"，《玉篇·口部》："嘿，与'默'同。"

溢，阳邪自解，二便自通。

黑滑太阴寒水侮，腹痛吐利理中寻。

更兼粘腻形浮胖，伏饮凝痰开逐斟。

黑滑为太阴之寒，所谓寒水侮土，理中症也。若更兼粘腻浮胖，是湿痰寒饮伏于太阴，当用温药和脾，如二陈、厚朴、姜汁，合五苓之类开之逐之，痰饮自去。

舌见边黄中黑腻，热蒸脾湿痞难禁。

吐呕便秘因伤酒，开泄中焦有泻心。

胃热蒸脾湿则舌黄中带黑腻，中焦痞满，呕吐，小便不利，嗜酒人多此症。

寒湿常乘气分中，风兼二气自从同。

舌将黄白形中取，得诀才将脉症通。

寒湿二气都入气分，风兼寒湿亦入气分，风兼温热，或入气分，或入营分矣。气分之邪于舌之黄白取之，营分之邪于舌之红绛取之。得此要诀，再将脉症兼参，病无遁形。

温邪暑热走营中，兼入太阴气分同。

吸受心营并肺卫，暑温挟湿卫营通。

温暑二气常入营分，兼入气分。盖温暑都从口鼻吸入，则上焦先受，故或入心营，或入肺卫，或先卫后营。惟湿邪常走气分，必暑挟湿，湿挟暑，则三焦营卫通入矣。

伤寒入里阳明主，热病阳明初便缠。

先白后黄寒化热，纯黄少白热蒸然。

太阳主表，阳明主里，伤寒由表达里，故在表属太阳，入里即属阳明腑病。热病自内发外，借阳明为出路，故初起即在阳明。但看舌胎先白后黄者，伤寒由表达里，寒化为热也。若初起纯黄少白，或黄色燥刺，是热病发于阳明，由里出表，热势蒸然，内盛也。更参外症，初起恶寒发热为伤寒，壮热无寒为热病。

热病无寒惟壮热，黄芩栀豉古今传。

恶寒发热伤寒症，发汗散寒表剂先。

凡温热之症，不可发汗，如仲景阳明病之栀豉汤，少阳病之黄芩汤，皆可通治。

少阳温病从何断？舌绛须知木火燃。

目赤耳聋身热甚，栀翘犀角牡丹鲜。

凡温病热病，初起皆纯热无寒，热病发于阳明，温病发于少阳，当从何法断之？但看舌胎黄燥为阳明热病，绛赤为少阳温病。温病宜用犀角、栀、翘、鲜地、丹皮之类以解木火之郁，大忌汗散。

若是温邪从上受，窍中吸入肺先传。

芩翘栀豉桑蒌杏，气燥加膏肺分宣。

邪入心营同胆治，再加元麦郁菖鲜。

温邪从内发者，以少阳胆经治之。若因天时晴燥太过，其气从口鼻吸入，则上焦心肺受邪。舌胎白燥边红，治在气分；舌色鲜红，治在营分。营分与少阳胆经同法，亦用犀角、丹皮、鲜生地之类，再加元参、麦冬、川郁金、鲜菖蒲以清心开窍也。

寒温二气前粗辨，暑湿相循病必缠。

湿病已陈粘腻舌，只将暑症再提传。

暑伤气分胎因白，渴饮烦呕咳喘连。

身热脉虚胸又满，无形气分热宜宣。

萎皮贝杏通芩滑通草、滑石，栀豉翘心竹叶煎。

或见咳红荷叶汁，痞加朴蔻郁金川肺气郁，则暑邪逆入营中，故咳红。

暑入心营舌绛红，神呆似寐耳如聋。

溺淋汗出原非解，失治邪干心主宫。

犀滑翘丹元地觅，银花竹叶石菖同。

欲成内闭多昏昧，再入牛黄即奏功。

暑热之邪上蒙清窍则耳聋，不与少阳同例，忌用柴胡。乘于胞络则神昏，宜清心开闭。凡邪在手经，忌足经药。

暑湿合邪空窍触，三焦受病势弥漫。

脘闷头胀多呕恶，腹痛还防疟痢干。

栀豉杏仁芩半朴，银花滑石郁红安郁金、橘红。

暑邪挟湿，从口鼻空窍触入则三焦气分受病，头胀，脘闷，呕恶，此邪初入见症，其势尚轻，故只用栀、豉等以清气分。暑热之邪，留于募原则变疟，入于肠胃则成痢，治宜随症加减。

湿温气分流连久，舌赤中黄燥刺干。

咯血毋庸滋腻入，耳聋莫作少阳看。

三焦并治通草茹竹茹杏，金汁银花膏滑寒石膏、滑石、寒水石。

若得疹㾦肌内透，再清痰火养阴安。

凡暑湿合邪，轻则气分微结，重则三焦俱病，清解不应，即属湿温重症。肺气不得宣畅则酿成脓血，湿热上蒙清窍则耳聋无闻，治当急清三焦，气分一松则疹㾦得以外达，再议清火清痰，渐入养阴之品。

胎形粉白四边红，疫入募原势最雄。

急用达原加引药，一兼黄黑下匆匆。

凡伤寒初起，胎形粉白而厚，四边红绛者，此瘟疫症也。邪在募原，其势最雄，顷刻传变，诊家不可轻视。吴又可用达原饮加引经表药透之达之。如兼太阳加羌活，阳明加葛根，少阳加柴胡。如舌变黄燥色，乃疫邪入胃，加大黄下之。如变黑色，入里尤深，用承气下之。疫势甚者，其舌一日三变，由白变黄，由黄变黑，当数下之。

若见鲜红纯绛色，疫传胞络及营中。

清邪解毒银犀妙，菖郁金黄温暑通。

瘟疫一症，治分两途。但看舌胎白而黄，黄而黑者，疫邪由表达里，汗之下之可也。如见舌胎鲜红绛色，此疫邪入于营分及胞络之间，汗下两禁，惟宜清营解毒，逐秽开闭，如犀角、银花、菖蒲、郁金、西黄、金汁、人中黄之类，与温热暑症治法相通。

温邪时疫多瘢疹，临症须知提透宜。

疹属肺家风与热，瘢因胃热发如兹。

疹瘢色白松肌表，血热如丹犀莫迟。

舌白荆防翘薄力，舌红切忌葛升医。

瘢疹发于气分，其色淡红而白者，舌胎亦白，宜葛根、防风、蝉脱、荆芥、连翘、薄荷、牛蒡之类松肌达表。若见赤瘢丹疹，邪在营分血分，舌必绛赤，宜犀角、连翘、鲜生地、人中黄、净银花之类透营解毒。大忌升、葛、足经之药。

凡属正虚胎嫩薄，淡红微白补休迟。

厚黄腻白邪中缊①，诊者须知清解宜。

不拘伤寒杂症，正气虚者，其舌胎必娇嫩而薄，或淡红，或微白，皆可投补。若见黄而厚、白而腻，总属内邪未清，不可遽进补药。

察目法

两目赤色，火症也，必兼舌燥口渴，六脉洪大有力，宜犀角、连翘等清透之。阳毒，三黄石膏汤表里兼解之。若目赤颧红，六脉沉细，手足指冷者，此少阴虚火上冒，

---

① 缊：通"蕴"，积聚。《说文通训定声·屯部》："缊，段借为'蕴'（蕴）。"

假热真寒也。六脉洪大，按之无力者亦是。

两目黄色，此湿热内盛，欲发黄也，必兼小便不利，腹满口渴，脉沉数，轻则茵陈五苓散，重则茵陈大黄汤。若目黄，小便自利，大便黑，小腹硬满而痛，属蓄血，桃仁承气汤下之。若目黄身冷，口不渴，脉沉细，属阴黄，茵陈理中汤。

病人目眵多结者，肝胆火盛也，宜清之。

病人目睛微定，暂时转动者，痰也，宜加味导痰汤。痰去，目珠自然流动矣。

病人眼胞上下黑者，痰也。

病人目色清白，宁静者，多非火症，不可妄用寒凉。

病人目不识人，阳明实症可治，少阴虚症难治。

凡目昏不知人，或戴眼上视，或目瞪直视，或眼胞陷下，皆属死症。

六经本病

按《伤寒》断无日传一经之理，仲景既无明文，其说始于误解经义。《素问·热论篇》云：伤寒一日，巨阳受之，故头项痛，腰背强。二日阳明受之，故身热，目痛，鼻干，不得眠。三日少阳受之，故胸胁痛而耳聋。此言三阳受邪发病之期，有浅深先后之次序，非谓传经之日期也。故下文云：七日巨阳病衰，头痛少愈。八日阳明病衰，身热少愈。九日少阳病衰，耳聋微闻。此言病之向愈大约以七日为期，以七日始行尽本经也。故太阳病至七日始衰而头痛少愈，则六日内只在本经，非传至厥阴明矣。注疏者以六日为传经已尽，以七日巨阳病衰，为再传经释之，致后人皆以日传一经为常例。不知六气之伤人无常，或入于阳，或入于阴。《灵枢》云：中于面则下阳明，中于项则下太阳，中于颊则下少阳①。以此可知三阳各自受邪，非必从太阳传入也。则太阳受病一日发，阳明受病二日发，其义显然。故伤寒非必始太阳而终厥阴，亦非一经止病一日，亦非一经独病相传。大抵今之伤寒，无不兼经而病，即古人所称合病、并病之症。后学不解此旨，而欲拘拘于六经传次印证今病，宜无一症合其式矣。兹将六经古法述于前，新法续于后，其各经兼并之症，列于六经正病之下，庶②临症者得其把握焉。

太阳经症

太阳③总要述古

麻黄汤　桂枝汤　大青龙汤　小青龙汤　麻杏甘石汤桂枝加厚朴杏仁汤　葛根汤　五苓散　桂枝麻黄各半汤桂枝二麻黄一汤　桂枝二越婢一汤　麻黄连轺④赤小豆汤。

---

① 中于颊少阳：语出《灵枢·邪气脏腑病形》。
② 庶：希望。
③ 太阳：此前原衍"正"字，据目录删。
④ 连轺：连翘根。轺，原作"䂞"，据《伤寒论·辨阳明病脉证并治》改。

太阳本病述古

发热　恶寒　恶风　头痛　项强　体痛

凡风寒初感，先入皮毛肌表，外症便有头痛项强，身痛腰痛，骨节烦疼，发热恶寒，此皆太阳经之见症。如无汗而脉浮紧，此营卫俱强而表实也，用麻黄汤以发表，使营卫之邪从皮毛而出，则诸症自除矣；如脉浮而弱，汗自出者，此营强卫弱而表虚也，用桂枝汤以解肌，使营卫和而邪自解矣。

如不汗出而烦躁，此内有伏火，为外寒所郁也，宜大青龙汤外散表寒，内清里热，则表里俱解矣。

若表不解，咳而微喘，发热不渴者，此心下有水气，不得化汗，干①肺而喘咳也，宜小青龙汤以行水发汗。喘，加杏仁以下气；如小便不利，小腹满，去麻黄，加茯苓以行水。

若身热无汗，口渴而喘者，此外寒束内热也，宜麻杏甘石汤以解肺分之邪，其喘立止。如感寒而喘，桂枝加厚朴杏仁汤主之。

如身与骨节俱不疼痛，独头项痛，而背强牵引几几，脉浮，恶风无汗者，此风伤于太阳筋脉也。风能劫液，其牵引之状即变痉之端，宜葛根汤主之，以解肌表之风邪而生阳明之津液，则筋脉舒而无牵引之患矣。

---

① 干：犯。

如汗后表热未解，脉浮数，烦渴饮水而小便不利者，此热结膀胱，水停下焦也，五苓散微汗以利之。

如八九日过经不解，发热恶寒如疟状，一日二三发。其人不呕，非少阳也；便清自可①，无里热也；面有热色者，微邪未解也；身痒者，邪在皮肤中，欲出不得也。宜小汗之，桂枝麻黄各半汤。若有汗者，宜桂枝二麻黄一汤；热多寒少，宜桂枝二越婢一汤。

若不汗妄下，瘀热在里，但头汗出，小便不利，身体发黄，此太阳误治变症也。麻黄连轺赤小豆汤主之，以分解表里，使湿热之邪，一从麻黄发汗而出太阳之表，一从赤小豆连翘根之利小便而出太阳之里，黄自退矣。地儿反。

发热

热无休止曰发热。风寒客于太阳，有即发热者，有至一二日始发热者，然必兼恶风恶寒、头痛身疼等症，方为太阳发热，宜汗之。《类方注》云：太阳发热，寒时亦热，热时亦寒也②。《金鉴》云：翕翕表热，蒸蒸里热，俱有自汗症。表热自汗，宜桂枝解肌，里热自汗，宜凉膈承气，不可误治，当审其尿之白赤、舌之润燥为别。愚按表热自汗，畏风恶寒，里热自汗则不恶风寒，尤当认别。

---

① 清：同"圊"。《释名·释宫室》："厕，或曰'圊'。"毕沅疏证："'圊'亦俗字，据《一切经音义》《御览》引皆作'清'。"圊，古代厕所之名。此处作动词用，排泄大便之意。

② 太阳发热……亦寒也：语出《伤寒论类方注》卷一。

恶寒

此风寒客于营卫，非比寒热之恶寒，虽身大热，亦恶寒也。发热无汗恶寒为表实，宜麻黄汤；发热有汗恶寒为表虚，宜桂枝汤。《金鉴》云：发热恶寒发于阳，表也，有汗桂枝，无汗麻黄；无热恶寒发于阴，里也，有汗桂枝加附子汤，无汗宜麻黄附子细辛汤。

恶风

风邪伤卫则恶风，均属表症，但恶风比恶寒为轻耳。

头痛

头痛虽属三阳，惟太阳独多，故头痛专主表。太阳头痛，必兼恶寒发热，表解自除。阳明头痛，在额①前目鼻等处，无汗为表症，宜葛根汤加白芷、葱白等汗之。若自汗，不恶寒，反恶热，大便实，小便赤，当以阳明里症治之，承气汤。少阳头痛，在头角耳根，脉弦数，口苦是也，小柴胡去参，加川芎，有痰，加瓜蒌。参《准绳》。

项强

太阳伤寒，必头痛项强。太阳中风，兼湿成痉，亦项强。

《金鉴》云：项强，太阳病；项背强，太阳阳明病也。脉浮无汗，从伤寒传来，宜葛根汤；有汗，从中风传来，宜桂枝加葛根汤。若脉沉而项背强，邪已入胸，宜栝蒌桂

---

① 额：原作"颏"，据文义改。

枝汤。

体痛

风寒客于太阳而身痛，但拘急耳，中湿则身痛不能转侧，阴毒身痛则体势沉重，宛如被杖，以此别之。太阳身痛，解表自除；风湿身痛，宜桂枝加附子汤；阴症身痛，四逆、真武辈温之 参《准绳》。《金鉴》云：身痛未汗属表实，宜麻黄汤；汗后身痛属表虚，宜桂枝新加汤①。若身痛，尺脉迟，是血少，营气不足，虽未经汗，不可发汗，宜建中汤加归、芪，以补营血也。风湿身痛，令人一身尽痛，不能转侧，筋脉牵引，烦疼不宁，宜桂枝附子汤。少阴身痛则脉沉，四肢逆冷，宜附子汤；厥阴身痛，厥逆，汗出不止，下利清谷，宜四逆汤。

新 法

北方地厚天寒，人之禀气亦厚，风寒所感，只在本经留连，故多太阳正病。若大江以南，地势卑，天气暖，人禀薄，一感外邪，即从太阳而入阳明少阳，或从太阳而入太阴少阴，总属太阳兼症，不得以太阳正病治之。

太阳阳明　太阳少阳　太阳兼肺　太阳太阴　太阳少阴。

太阳阳明

凡风寒初感，便见头疼发热，恶风恶寒，腰疼骨痛，

①　身痛未汗……新加汤：语出《医宗金鉴·伤寒心法要诀》。

脉来浮紧，或浮缓，口不渴，舌润无胎者，此风寒客于太阳阳明营卫之间也，因非太阳正病，故项不强耳。治宜辛散，羌、防、芎、芷、苏叶、朴、陈、姜、葱之类温中散寒，则食化而表解矣。若恶寒甚而寸关脉沉迟者，寒邪重也，宜麻黄、桂枝等辛温汗之。若饱闷恶食，右关脉短滑者，胃中停食也，兼消导，楂肉、麦芽、神曲之类。<small>风寒。</small>

如见舌胎白而燥，或兼微黄，口渴便赤，脉来浮滑者，此太阳感寒，阳明有火也，或风热之邪客于阳明之表也，均宜凉散，以羌、防、葛根、连翘、黄芩、栀子之类清热解表。<small>风热。</small>

如初起恶寒，即发热不已，目赤多眵，舌胎焦刺，口渴多饮，唇皱齿燥，脉来洪滑，此内有伏火，外感新邪而发，当以阳明为主治，宜凉解之，如犀角、连翘、黄芩、薄荷、栀子、豆豉、淡竹叶之类。如兼头痛恶寒，可加羌活，以撤太阳之邪，自能得汗而解。若用风药发表，则液燥火炽，反无汗而加剧矣。<small>风火。</small>

太阳少阳

凡人腠理疏豁，其邪即从太阳而入少阳。盖少阳本属相火，温邪与相火，同气相招也。如见舌胎白中带红，外症头痛，身热口苦，眼赤多眵，胁痛耳鸣，脉浮弦而数，此木火之邪，当从少阳治，宜柴芩、连翘、栀子、牛蒡、薄荷、木通等解之。如未解，加鲜生地、牡丹皮、钩藤、

池菊①之类清之。_{风温。}

太阳兼肺

凡感外邪，头痛、恶寒、发热而兼咳嗽者，此伤风之重症，伤寒之轻症也。盖肺主皮毛，太阳主一身之表，原相联属，但兼咳嗽则邪外传于肺而解，不致传里，故为轻症，主治以手太阴为主。如寒邪重，则舌润不渴，宜六安煎加羌活、苏叶之类汗之。如寒天兼喘，气口脉闭，加麻黄。_{肺受寒邪。}

如发热、头痛、咳嗽，外虽恶寒而口渴舌燥，此肺有火邪而太阳感寒也，宜羌活、前胡、桑杏、羚羊、薄荷、黄芩、贝母、橘红、桔梗之类外散寒邪，内清肺火。兼喘者，火为寒郁，麻杏甘石汤妙。_{寒包火。}

太阳太阴

凡人之胃阳充旺，则风寒之入只在阳经盘旋，不致直入三阴。若胃阳一亏则寒中太阳，而太阴脾经亦与之同时并受，如发热恶寒，即兼泄泻者是也。必舌润不渴，脉来沉缓，法当温中散寒，宜羌活、紫苏、厚朴、焦曲、广皮、木香、茯苓、炙草之类外散寒邪，内和脾胃，俾得微汗利止，身凉而愈。如感之轻则寒热泄泻，治法亦同。_{伤寒。}

太阳少阴

胃阳为三阴之障，阳气一虚，则寒邪即能袭入三阴，

---

① 池菊：产于安徽定远池河一带的菊花。

然肾气不虚，则少阴不致受邪。若肾气一虚，则坎中之阳不足以御阴邪，即从太阳而入于肾。凡见太阳表证而脉沉细，肩背恶寒，大便不实，小便清白者，此即太阳与少阴俱病，重症也，法当温里散寒，宜桂枝汤加当归_{酒炒}、山药、干姜、独活、细辛、胡桃之类温肾逐邪。若目戴眼上视，气促而喘，或角弓发痉，尤为危候，景岳所谓太阳未解，少阴先溃是也，须大温中饮主之，冀其回阳作汗，庶有生机。伤寒。

阳明经症

阳明总要述古

麻黄汤　桂枝汤　瓜蒂散　栀子豉汤　白虎汤　猪苓汤　大承气汤　小承气汤　调胃承气汤　茵陈蒿汤

阳明本病述古

胃实不便　自汗　不眠　头汗出　手足汗　潮热　谵语　狂乱　循衣摸床　渴

凡身热微恶寒，舌胎白，头额目痛，脉浮洪微滑，无汗而微喘者，此风寒客于阳明营卫而表实也，宜发汗，麻黄汤主之。如脉浮而迟，汗出微恶寒者，此风邪客于阳明营卫而表虚也，宜解肌，桂枝汤主之。

此外邪初入阳明之表，即在营卫之间，当同太阳施治，不得以阳明正病治之，以外症犹有微恶寒也。

若发热，汗出恶风，鼻鸣干呕，如桂枝症，而头不痛，项不强，寸脉微浮，胸中痞鞕，气上冲咽喉，不得息者，此为胸有寒也，宜瓜蒂散吐之①。

此病机在胸中痞鞕，不头痛项强，余症虽似桂枝，非太阳中风可知。胸中为阳明之表，寒邪结而不散，胃阳抑而不升，故成痞象，惟用酸苦涌泄之味越之，则胃阳得升，胸寒自散，里之表和，表之表自解矣。此邪不在营卫而在胸中，故不用汗法而用吐法。

若二三日后，外症身热，自汗出，不恶寒，反恶热，身重鼻干不眠，内症咽干口苦，烦渴饮水，心中懊恼，胸满而喘，舌胎白刺，或兼微黄，脉象洪滑，此阳明内热欲出之表，为阳明半表半里之症。斯时汗下两忌，惟宜吐法以越胸中之邪，栀子豉汤主之，呕加半夏，腹满加枳实，身热加黄柏、茵陈。如大热汗出，大烦大渴，脉洪大浮滑，不恶寒，反恶热，舌胎黄燥者，宜白虎汤主之。胃火一清，则津液生而烦渴解，汗止身凉矣。

若发热脉浮，渴欲饮水，小便不利者，猪苓汤主之②，使热从下泄，诸症自除矣。

以上三症，俱阳明内热欲出之表症，分三焦主治：热在上焦，栀子豉汤越之；热在中焦，白虎汤清之；热在下焦，猪苓汤利之。

① 如桂枝症……散吐之：语出《伤寒论·辨太阳病脉证并治》。
② 发热脉浮……主之：语出《金匮要略·消渴小便不利淋病脉证并治》。

若潮热自汗，不恶寒，反恶热，六七日不大便，腹胀满，绕脐痛，烦躁谵语，喘冒不得卧，腹中转矢气，或自利纯清水，咽燥口渴，舌胎燥黄起刺，脉沉实滑数者，阳明实热里症，地道①不通，燥矢为患也。其脉沉实滑数，心下痛满坚硬及脐腹者，大承气汤急下之；如大便不甚坚燥，腹满硬痛不甚者，小承气汤微和之；如大便燥硬而证未剧，心下不甚胀满者，调胃承气汤润燥以和之。若恶寒未罢，腹未坚满，屎未燥鞕，脉弱不实，均不可用承气。

如身热发黄，但头汗出而身无汗，小便不利，渴欲饮水，此为郁热在里，茵陈蒿汤主之。

胃实不便

大便难，大便鞕，燥矢，悉属里症，宜承气下之。然必候其舌胎黄厚焦刺，腹中硬满胀痛，方可议下。

按承气症，后人以熟地、归、芍养阴之品用代大黄、芒硝等药者非。盖伤寒热病，每每不得大便，若腹中无痞满硬痛之状者，非承气症，外虽有潮热、谵语、自汗等症，亦只宜清火润燥养阴，听其自然，不可攻下，所谓下不嫌迟也。必腹中痞满实而胀痛者，方是承气的症。斯时燥矢积垒胃底，阳土亢极，肾水欲涸，若不急下，则地道不通而死。故以芒硝软坚，朴、实推送，大黄达下，则燥矢得下，肠胃通和而解，所谓土郁夺之

---

① 地道：此指大便。

也。养阴之品，惟宜施于汗后余热未退，二便虽秘，绝无硬满之苦者，此法方为切当。附记于此，以俟临症者审察焉。

自汗

卫气者，护卫皮肤腠理也。邪气干之，则卫气不能外固而津液走泄，絷絷然[1]汗出矣。风与暑湿之邪，皆令自汗。寒邪伤于营卫则肤腠闭密，故无汗。及邪传里为热，则营卫通，腠理开，亦令汗自出矣。

若汗出恶风及微恶寒者，皆表未解而为阳明表症，宜解肌，桂枝汤。至于漏[2]不止而恶风，及发汗后反恶寒者，此属表虚，宜温之，玉屏风加附子。

若身热汗出，不恶风寒者，此为表解，属里，为阳明本病。大热烦渴，白虎症；便鞕谵语，承气症。

似阳明症：一曰柔痉，发热汗出，不恶寒，似阳明而身反张为异；一曰风温，汗出身热，似阳明而脉浮、身重、多眠为异。以上参《准绳》。

《伤寒奥旨[3]》云：伤风则恶风自汗，伤湿则身重自汗，中暑则脉虚烦渴自汗，湿温则妄言自汗，风温则鼾眠自汗，柔痉则搐搦自汗，阳明则潮热自汗，劳倦则身倦自汗，亡阳则漏不止自汗。

---

① 絷絷（zhí zhí 直直）然：微微汗出貌。
② 漏：漏汗，汗多不止如漏。
③ 伤寒奥旨：伤寒类著作，九卷，成书于清代，撰著者不详。

不眠

有承气症，脉弦长，小便不利，大便乍难乍易，微热，喘息①不得卧者，燥屎也。有栀豉汤症，发热汗出，不恶寒，反恶热，咽燥口苦而喘，烦躁不眠者，内热欲出也。又有汗吐下后，虚烦不得眠，反复颠倒，心中懊憹，亦栀子豉汤，或竹叶石膏汤。

头汗出

发黄，头汗出者，热不得外越而上泄也；背强恶寒，头汗出者，寒湿客搏经络也；下血谵语，头汗出者，热入血室也；虚烦懊憹，头汗出者，邪客胸中，热气蒸于上也；水结胸，头汗出者，水气停畜，不得外行也；往来寒热，头汗出者，火邪熏灼上炎也。皆当分门施治。

关格症，不得尿，头无汗者生，有汗者死。湿家误下，额上汗出，微喘，小便不利者死。以上参《准绳》。

按阳明热不得越，上蒸于首而头汗出者，不恶寒而恶热。寒湿客搏于经而头汗出者，必恶风恶寒。参《金鉴》。

手足汗

胃主四肢，为热聚于胃，其津液旁达于手足也。阳明病，手足汗，潮热谵语，便鞕者可下。若阳明胃土中寒，脾不约束，津液横溢四肢，犹如阴盛霪雨滂沱，故汗出而冷也。阳虚失运，中寒不化，故不能食而小便不利也。大

---

① 息：原作"胃"，据陆懋修本改。

便必先鞭后溏，今虽便鞭，手足汗出，非阳明实热者比①。不可攻，攻之必作固瘕，宜厚朴甘草生姜半夏人参汤。以上合参《准绳》《金鉴》。

固瘕，硬屎下后即泻清水也。

潮热

属阳明里症，阳明旺于申酉，故潮热发于午后，如潮信之按时，故名潮热。阳明病，潮热谵语，大便鞭者，可与承气，不鞭不可与。若阳明病，潮热，大便溏，小便自利，胸胁满不去者，小柴胡汤。

谵语

谵语、谵语，皆胃中热甚，心为热冒则神识昏乱而语言谬妄也。诸症谵语，脉短者死，脉自和者愈。

阳明胃实，则潮热谵语，汗出脉滑疾，胃中有燥屎也，宜下之。他如发汗后，下利后，下血后，俱有谵语，悉属虚。参《准绳》。

《金鉴》云：心气实热而神有余，则发为谵语②。谵语为实，故声长而壮，乱言无次，数数更端③也。心气虚热而神不足，则发为郑声。郑声为虚，故音短而细，只将一言重复呢喃也。凡谵语、郑声与阳经同见者，均属热证，可以攻之，与阴经同见者，总为寒证，可以温之。

① 比：类。
② 心气实热……为谵语：语出《医宗金鉴·四诊心法要诀》。
③ 数数更端：多次更换话题，义同"语无伦次"。数数，屡次。更端，另提一事。

若阳经无可攻之证，当清解之；阴经无可温之证，当清补之。

狂乱

经曰：邪入于阳则狂[1]。伤寒热毒在胃，乘于心则主发狂，邪热极矣。用甘草汤候冷，调下鹊石散[2]二钱。

如狂症 太阳畜血发狂，则少腹鞕痛，小便自利；阳明畜血如狂，则喜忘，大便黑。均以桃仁承气汤主之。又有阳盛阴虚之人，作汗将解之时，奄然[3]发狂，濈然[4]汗出而解者，当须识之，不可与药也。以上参《准绳》。

凡胃热乘心，则神昏狂乱。表实无汗者，三黄石膏汤；里实不便者，承气汤；无表里症而热极者，白虎、解毒等汤。参《金鉴》。

循衣摸床

此为危恶之候，阳明里热之极。脉弦者生，脉涩者死。以弦长胃气尚存，可下承气故也，然亦危极矣，盖生者未必尽生，而死者断无可生之理。

若见于三法之后，乃大虚之兆，不必辨其阴阳虚实，当以独参汤、六味饮时时与之，每有生者。

---

① 邪入于阳则狂：语出《素问·宣明五气篇》。

② 鹊石散：方名。出《普济本事方》卷九。由黄连、寒水石各等分组成，主治伤寒发狂，或弃衣奔走、逾墙上房等症。

③ 奄然：突然。

④ 濈（jí 及）然：形容出汗的样子。

渴

经云：病人不恶寒而渴者，此转属阳明也[1]。故渴列阳明门，然六经皆有渴病者参《准绳》。渴病多因三法伤其津液，胃中干燥，故渴。阳邪往乘三阴，太阴则嗌干，少阴则口燥，厥阴则消渴，亦属热伤津液也。太阳之渴用五苓散者，以水停下焦，小便不便也；阳明之渴用白虎汤者，以胃热饮水不已也；少阳症具，心烦渴，而用小柴胡汤和解，去半夏，加花粉者，避燥以生津液也。以上参《金鉴》。

凡渴欲饮水者，当少与之，以滋胃燥，则胃和而愈。若恣意饮之，必致停水为病。

新　法

阳明新法　阳明少阳　阳明太阴　阳明少阴

阳明新法

江苏闽浙，天气温暖，地势卑湿，乃天下湿热之区。阳明气盛血热，容纳水谷，亦人身湿热之薮。若感风温风热之邪，病都不由太阳而入阳明者口鼻吸入，或从太阳而即入阳明者皮毛传入，阳明内热之邪，与外邪风热相搏，凝滞成毒，每多发瘢发疹。若不辨明热与寒邪之异，概用太阳经药发表，汗不得出，瘢不得透，温热内燔，烁[2]干胃中

---

① 病人……属阳明也：语出《伤寒论·辨阳明病脉证并治》。

② 烁：通"铄"，销铄之义。《周礼·考工记序》："烁金以为刃。"陆德明释文："烁，义当作'铄'。"

津液而成坏症，死者多矣。用将阳明热病诸条，胪列①于后，惟在临症者之圆机焉。

凡遇发热身痛，口渴唇燥，或初起微寒，即发热不已，舌胎中黄边白，或黄燥如刺，脉来洪滑，此阳明内热，为外感新邪引动而发也，宜犀角、连翘、牛蒡、薄荷、黄芩、葛根、防风、木通之类清解之。若见烦闷呕恶，足冷耳聋，脉沉伏，或浮躁者，此癍疹欲透也，亦用此方透癍解毒。渴而干呕者，加芦根一握。如遇脉象沉郁，不可认为寒，此必癍透不快也。如关上见伏脉，此必热毒凝滞，癍不得出也。若右关脉伏而兼胸痛气急或咳者，此必有伏痰也，又当以治痰为主。总以舌胎黄燥为实热之凭，勿以脉象沉迟为虚寒之验也。阳明以胃实为病，故大便不通，然热邪外无出路，每每下逼大肠而下黄黑稠粘之粪。下时肛门必有热气，此因外不得解而邪从下泄，虽通仍作不通论，勿止之。或从下泄之后，反能得汗而解，即不能得汗，亦只清火解毒，兼养阴液，其邪自能渐解身凉。或从养阴之后，阴液外溢，反得大汗而解。或有热毒内结，癍疹不得外透，反从下泄之后，癍疹始出。或用透发不应，只用清火解毒，癍疹反透。此皆热毒内结使然。以舌胎黄燥者论〇新邪外触内发。

如癍疹已透，只宜清解毒火，微兼养阴，柴、葛升提

---

① 胪列：列举。胪，陈列。

之品俱不可投，宜连翘、赤芍、元参、花粉、知母、黄芩、银花、鲜生地、人中黄之类，毒自化矣。

若见舌绛如朱，目赤如火，口燥唇裂，汗出津津，此阳明血热，邪从内发，已遍三焦，即阳明热病也，切忌风药升散，宜凉膈散去芒硝、大黄，加石膏、牛蒡、赤芍、鲜生地、牡丹皮主之。大便秘者，去硝留黄。阳明血分热病。

若见发热自汗，舌白如刺，或黄燥口渴，不恶寒反恶热，此阳明气分之热，宜栀子豉汤加连翘、黄芩、淡竹叶、芦根之类清之。阳明气分热病。

化癍解毒之后，或汗解之后，尚有余热未退，大便虽闭，腹中调和者，只宜养阴退阳，甘露饮加减妙。阴液复，余邪自退，大便自通矣。

有身热已退，独额热未除者，此胃中有余邪也，宜清疏阳明，如连翘、黄芩、生楂、麦芽、枳壳、金斛之类。如已身凉，独腹热未退，此脾家有火也，加生白芍清之。

阳明兼肺

前太阳兼肺，在寒邪一边，此阳明兼肺，在温邪一边，均以手太阴为治。

如遇发热恶寒，咳嗽喉燥，渴饮，舌胎白中带黄，或白而燥刺，或边红中白，脉来浮数，此风温客于太阴手经，而内热发于阳明之表也，宜羚羊角、前胡、杏仁、连翘、薄荷、桔梗、黄芩、豆豉、淡竹叶之类以解风热。如兼烦闷呕恶，脉沉足冷者，欲发痧疹也，亦以此方加牛蒡、防风透之。

如痧疹已透，尚有头胀心烦，脘闷咳嗽者，肺气不得宣畅也，宜栀、豉、蒌仁、桔薄、黄芩、连翘、牛蒡、川贝、郁金之类使肺气通畅，痧疹透达，诸症自解。

若痧疹已透，仍然胸胁闷痛，咳嗽喘急者，此有伏痰也。其气口脉闭，是痰之验也，宜豁痰利气，如前胡、杏仁、瓜蒌、橘红、苏子、象贝、桔梗、枳壳、莱菔子、竹沥、姜汁之类投之，痰自出矣。

阳明少阳

凡风寒之入，由皮毛而腠理。腠理为阳明少阳之界，作表症看，非邪已入阳明之里而复传于少阳也。柯韵伯力辨阳明传少阳之谬以此。

如身热口渴，微兼恶寒，舌胎中白边红，或根白尖红，脉来弦滑，此邪入肌肉腠理之间，阳明少阳之表证也，宜解肌法，如柴、葛、连翘、薄荷、黄芩、橘红之类以取肌分之汗，热自退矣。伤寒。

如见舌胎白少红多，初起微寒，即发热不已，此阳明轻而少阳重，气分少而营分多，宜犀角、连翘、丹皮、钩丁、黄芩、薄荷、黑栀之类以清营分之热，大忌汗散。温邪。

阳明太阴

前阳明少阳，邪由阳明之表而来；此阳明太阴，邪从阳明之里而及。胃与脾联，此表里俱病也。

如见舌胎白带灰黑色，或白中带黑点，或边黄中黑，或前半黄后半黑，或纯黄燥胎，或黄分八字，种种形色，皆阳明太阴之验。外症身体灼热，口渴唇燥，左关数，右关滑。此阳明热邪内蕴，以致瘀不得透，毒不得解，因与太阴为表里而传入也，急宜透之提之，不使毒邪陷入三阴，用二角^①、芩、连、连翘、牛蒡、桔梗、薄荷等使瘀外达而解。如瘀点隐隐不得外透，加角刺数分以透之。如大便秘而潮热谵语者，阳明为重，太阴为轻，下之可也。

阳明少阴

前阳明太阴，因阳明之邪失表失清，以致将陷太阴，作实证治，故犹用提透。此阳明少阴，由其人本属阴虚，即病在阳明而少阴已不能支，此土来克水，水不济火也，当作虚症治。

凡见舌胎中黄边紫，前半黄后半紫，或前半白后半红，脉左数右洪，外症潮热，舌燥唇焦，口糜气秽，齿衄烦渴，此景岳所谓阳明有余，少阴不足之症也，宜大小甘露、玉女煎之类随症加减，无不应手。

少阳经症

少阳总要述古

小柴胡汤　黄芩汤　大柴胡汤　柴胡去参夏加桂枝瓜

① 二角：指羚羊角、犀牛角。

萎根^①汤　小建中汤　黄连汤

少阳本病述古

口苦^②咽干　目眩　耳聋　往来寒热　胸胁满痛　呕

按少阳属半表半里，故仲景以口苦咽干目眩为一经主病。盖胆属木，而少阳为相火，此皆木火上炎之证，已该伤寒杂症而言。阅少阳篇内，或言伤寒，或言中风，或言并病，或言转属，本无一定，若执定从太阳阳明传入，不啻^③痴人说梦矣。

凡遇伤寒初起，头痛发热而脉弦细者，此少阳初感寒邪，故头痛发热与太阳同，而脉则现少阳本象也。少阳少血多火，虽有表邪，不可发汗，当以小柴胡汤和之。

若发热，耳聋，目赤，胸满而烦者，此少阳中风也。盖少阳属木火，风中其经，亦同气相感，风动火炎，故见症如此。耳目为表之里，胸中为里之表，亦当用小柴胡汤和之。

若头痛胸满，口苦咽干，或往来寒热，脉浮而弦，自下利者，此太阳少阳合病也。缘热邪入少阳之里，胆移热于脾，故下利，黄芩汤主之。其邪不在半表而在半里，故不用柴胡而主黄芩。呕加半夏、生姜，治痰饮也。

伤寒汗出不解十余日，结热在里，心卜痞硬，呕吐下

---

① 瓜萎根：原作"萎根"，据目录补。
② 苦：原作"舌"，据文义改。
③ 不啻（chì 斥）：无异于。

利，复往来寒热者，大柴胡汤主之。此热邪从少阳而结于阳明，故合治之。

伤寒四五日，身热恶风，头项强<small>桂枝症</small>，胁下满<small>柴胡症</small>，手足温而渴者，小柴胡汤主之^①。

按此是太阳少阳并病，当用小柴胡去参、夏加桂枝、栝蒌根两解之。

阳明病发潮热<small>阳明</small>，大便溏，小便自可<small>胃未实</small>，胸胁满者<small>少阳</small>，小柴胡汤主之。

按此阳明少阳合病，因胃家未实，故从少阳胸胁满一症，即用小柴胡和之，使热邪从少阳而解，不复入阳明矣。

阳明病，不大便，胸下硬满而呕<small>尚在少阳部位</small>，舌上白胎者，可与小柴胡汤^②。

按白胎属痰饮溢于上焦，与小柴胡则痰饮化而津液行，胃气一和，则上焦仍得汗出而解矣。

伤寒阳脉涩，阴脉弦，法当腹中急痛，先用小建中汤，不差者，小柴胡汤主之^③。

按尺寸俱弦，为少阳受病，今阳涩阴弦，是寒邪伤于厥阴也。腹中为厥阴部位，故急痛。先用小建中，所以平肝散寒也。未差，仍用柴胡者，使邪引出少阳而

---

① 伤寒四五日……主之：语出《伤寒论·辨太阳病脉证并治》。
② 阳明病……小柴胡汤：语出《伤寒论·辨阳明病脉证并治》。
③ 伤寒阳脉涩……主之：语出《伤寒论·辨太阳病脉证并治》。

解也。

伤寒胸中有热，胃中有邪气，腹中痛欲呕吐者，黄连汤主之①。

此寒热相持于内，故用姜、连以和里；胃中寒邪尚可外达，故用桂枝以和表。此仍不离少阳之和法，亦可兼治厥阴寒热呕逆。

口苦咽干

论云：少阳之为病，口苦，咽干，目眩也②。此皆胆火内盛，上走空窍而然，不拘伤寒杂症，以少阳相火治之，柴、芩、栀子、丹皮之类。

目眩

眩，头旋目花也。在少阳，为木火上炎。凡钩藤、天麻、池菊等均属熄风妙品，宜加入之。汗吐下后，属虚无疑。

耳聋

少阳中风则耳聋无闻，厥阴荣卫不通，耳聋囊缩者死。凡伤寒温疫，耳聋为常例，然以此可察病之重轻。其耳渐醒，其病渐退；其聋渐甚，其病渐进。

按《金鉴》云：目眩耳聋，少阳本病，病退自复。若三法后目眩兼神昏语乱者，乃神散气脱之候，不治。若误

① 伤寒……黄连汤主之：语出《伤寒论·辨太阳病脉证并治》。
② 少阳之为病……眩也：语出《伤寒论·辨少阳病脉证并治》。

发湿温之汗，以致耳聋、不能言语者，名重暍①，死证也。

往来寒热

少阳有往来寒热，寒已而热作，热已而寒起，相因不已是也，为少阳主证，小柴胡汤。太阳有如疟寒热，寒热无休止之常，日三五发，谓之如疟，此太阳未尽之表邪也。无汗，宜麻桂各半汤；有汗，宜桂枝二麻黄一汤；热多寒少，宜桂枝二越婢一汤。若寒热有作止之常，一日一次，或间日一次，谓之疟，不得概以小柴胡治之。参《金鉴》。

按往来寒热虽为少阳本病，而所因有三：如少阳自受寒邪，阳气郁遏，初则不能发热恶寒，至五六日郁热内发，与寒邪相争，则为往来寒热，一也；或太阳受寒，过五六日余邪转属少阳，而为往来寒热，二也；或少阳自中风邪，即为往来寒热，三也。不得执定从太阳传来，其胸胁苦满，默默不欲饮食，心烦喜呕，此皆少阳本病也。或烦而不呕，或渴，或腹中痛，或胁下痞鞕，或心下悸，小便不利，或不渴，身有微热，或咳者，此皆少阳或有之证也，总以小柴胡汤主之。其或有之证，治法悉在本方加减内，须细阅之。参《来苏集》。

胸胁满痛

邪气传里，必先自胸而胁，以次经心腹而入胃也。是以胸满多带表症，胁满多带半表半里，故胸中窒，栀子豉

---

① 重暍：古病名。指湿温误治而引起的重症。

汤，以吐虚烦。胸中痞鞕，气上冲咽喉，不得息者，瓜蒂散，以吐实痰，作表症治。若胸满痛及胁，为少阳症，小柴胡汤。参《准绳》。

　　按《金鉴》云：脉浮，惟胸满而不及胁者，仍属太阳表分也，宜麻黄汤。因胸及胁而皆满者，属少阳经，宜小柴胡汤。若十余日不解，胸胁满而兼干呕潮热者，是少阳兼阳明也，宜大柴胡加芒硝两解之。若表已解，心下及腹，引胁满硬而痛，干呕，小便不利者，是停饮内实也，宜十枣汤攻之。

呕

　　邪在半表半里，多呕，故呕属少阳。然六经皆有呕症，各照本经治之。

　　按《金鉴》云：表邪入里，里气拒格，上逆作呕，属少阳，宜小柴胡汤和之。若表邪不解而呕，属太阳，宜柴桂汤。若食谷欲呕，属阳明中寒，宜吴茱萸汤。呕吐涎沫，属厥阴，亦宜吴茱萸汤。呕吐蛔，乌梅丸。呕而饮，饮而呕，相因不已，是停水也，宜五苓散。

新　法

　　少阳新法　少阳阳明　少阳太阴　少阳少阴　少阳厥阴

少阳新法

　　经云：冬伤于寒，春必病温，夏必病热。又曰：冬不藏精，春必病温①。故凡肾虚多欲之人，寒邪乘间而伏于少阴，久则寒化为热。至春阳气升发，新邪引动而发于少阳者，为温病；至夏阳气大泄，新邪外触而发于阳明者，为热病。然温热之症，四时俱有。有伏气内发而病者，如冬月伏寒，夏月伏暑，再感新邪而发者是也；有时邪外触而病者，如秋应凉而反热，冬应寒而反温，感其气而即病者是也。辨症之法，凡见纯热无寒而口渴者，即是温热，非伤寒也。但看舌胎白黄而燥者，乃阳明见象；纯红而燥者，乃少阳见象。阳明宜存肺胃之津，少阳宜顾肝肾之液。前阳明新法已陈温热之概，兹专以少阳温病为主，而兼以手三阴为治焉。

凡人腠理疏豁，风温之邪即能直入少阳，以少阳属木火，同气相感也。或由其人素有伏邪，因风寒外触，其邪直从内发而出于少阳者，亦温病也。其症初起，或见微寒，即发热不已，口苦目赤，胁痛胸满，渴而欲呕，脉来弦滑而数，舌胎白兼边红，或淡红色，此邪初发于少阳也，宜柴、芩、栀、丹、翘、薄清解之。至四五日，舌胎纯红起刺，烦躁不宁，六七日，耳聋颧红，神昏谵语，或汗出不解，或瘢疹透于胸前，此时木火大炽，营分血热已极，大忌风药劫液，宜用鲜生地一二两、犀角、连翘、黄芩、薄荷、丹皮、黑栀、钩藤、银花之属以清胆腑之热，

---

① 冬伤于寒……春必病温：所引二条，并见于《素问·生气通天论》。

兼解营分之邪，热毒自解矣。<small>少阳兼营热。</small>

如见目赤面红，神呆不语，舌如芒刺，或瘢见紫色，此包络之火亦盛也，宜犀角、鲜地、钩丁、连翘、川连、菖蒲、丹皮、黑栀、银花等解之。芒刺一退，即当水中养木，寒凉不可过分，宜六味甘露等汤加减。<small>少阳兼胞络火。</small>

如初起即见舌胎鲜红，神昏谵语，烦躁不宁者，此温邪上乘胞络也。防发丹疹，切忌升、葛、荆、防，宜犀角、连翘、钩丁、薄荷、丹皮、川斛、菖蒲、天竺黄、淡竹叶、人中黄、净银花之类以解胞络营分之热，则毒透而神清矣。<small>温邪入胞络。</small>

如舌胎红中兼白色，症见谵语咳嗽者，此风温入于心肺两经也。宜透营分之热，兼泄气分之邪，当用羚羊角、连翘、薄荷、黄芩、象贝、杏仁、蒌皮、丹皮、元参、栀子之类，次用梨汁①、蔗浆、金斛、麦冬、花粉、粉参之类以养肺胃之阴。<small>温邪入心肺。</small>

如瘢疹已透之后，依然神昏谵语，目睛微定，舌色鲜红者，此热痰乘于胞络也。宜犀角尖、鲜菖蒲、天竺黄、川贝母、连翘、钩丁、丹皮、淡竹叶、竹茹、辰砂之类以开热痰，神自清矣。火清毒解之后，如见虚烦呕恶，惊悸不寐，只用温胆汤和之。<small>包络热痰。</small>

如火邪既退之后，身体不能转侧而兼胁痛者，此必有

---

① 汁：原作"汗"，据道光本改。

入络之痰也，宜天虫、全蝎、钩藤、桂枝、瓜蒌、泽兰、竹沥、姜汁之类追之。络痰。

如瘢疹已透而热邪未退，舌绛神呆，语言颠倒，小便赤涩，点滴如稠，此热结小肠所致。夫小肠结则火邪逆乘心胞，故神昏，急用导赤散加川连、连翘、赤小豆、栀子等以清小肠之热，则便利而神清矣。小肠热结。以上诸症皆温邪为病，故入少阳新法内。

少阳阳明

前阳明少阳是表症，此少阳阳明是里症。

少阳之邪不解，炽入阳明胃腑，外症耳聋颧红，发热便秘，舌胎边红中燥黄，乃二阳合病也，仿大柴胡意，用柴、芩、枳实、连翘、赤芍、制大黄微下之。若见舌胎黄中现出黑点，烦闷恶心，身痛足冷，此胃中热毒欲发瘢也，宜透瘢解毒，犀角、连翘、栀子、牛蒡、黄芩、薄荷、银花之类。伤寒。

少阳太阴

凡见舌胎尖红根黑，或边红中黑，或红中带黑点，面红目赤，唇燥口渴，齿缝出血，或鼻流衄血，此少阳毒盛火抑，瘢不得透，腠理闭塞，以致阳邪陷入太阴。此病由于失表失清，急宜清解，用犀角、连翘、牛蒡、黄芩、薄荷、丹皮、元参、鲜生地、净银花之类以化瘢解毒。盖病由于失表，恐瘢不能外达皮毛，故从解化。伤寒。

少阳少阴

少阳之邪不解，则胞络热而肺门闭，肺窍不通，则传濡之液流入少阴。脉象弦细而数，舌胎尖红根紫，或纯红起刺，耳聋齿枯，舌燥唇焦，午后发热，神昏不语，或郑声作笑。此少阳木火大炽，反逼少阴，二少失司，病匪轻浅，急宜解木火之郁，以救少阴之水，用柴、芩、鲜地、丹皮、黑栀、连翘、川连、鲜菖蒲之类以清之解之。如不应，急当滋少阴之水，以济少阳之火，如六味饮、一阴煎之类加减投之。服后舌转微红，神清齿润，则木火之郁解，而少阴亦治矣。温病。

少阳厥阴

少阳与厥阴为表里，木火之邪无处发泄，势必连及于肝，此表里俱病，法当从少阳治，以引阴出阳。如见舌起红刺，或黑中有红点，外症发热恶寒如疟状，手足乍温乍冷，烦满①，消渴，谵语，二便不通，脉弦而数，方用柴、芩、川连、鲜地、丹皮、栀子、钩丁、薄荷等以散风木之郁，使邪复出少阳而解。温病。

---

① 烦满：烦懑。满，通"懑"。《说文通训定声·乾部》："满，又叚借为'懑'。"

卷之二

三阴总辨

撰伤寒书者，每于三阴或热或寒之故都模糊过去，即有传经直中之分，亦非仲景本旨。此处不明，何以临症？用陈鄙见，质诸高明。

三阴，有阳经注入之邪，有本经自感之邪。注入之邪则传变不一，阳主动也；自感之邪则在本经，阴主静也。

三阴，世都以传经、直中分两门。传经悉指为热，直中悉指为寒，此说似是而实有未尽者。夫传经即邪从三阳经传入，直中即本经自受之风寒也。盖邪之传入三阴，热症固多，而寒症亦间有，本经中寒，固无热症，而中风亦能发热，未可以此分寒热了之，其症细述于下。

邪从阳经注入三阴，则或为热症，或为寒症。如邪入太阳，先作郁热，以次传入阴经则为热症；或邪在太阳，不及郁热，即入少阴而现少阴形证则为寒症；或太阳之邪即入少阴，而仍带太阳标病，则为先寒后热之症；或太阳之邪，不传阳明少阳，便入三阴，随其人之体质虚实，脏腑寒热，则从阴化为寒症，从阳化为热症；或风温之邪，从三阳入阴经则无不为热症。凡三阴篇内所称转属阳明而用承气等汤，皆阳经传入之热症也。

三阴自受之邪，各有中风、中寒之症。三阴中风则能发热，以风属阳邪故也；三阴中寒则不能发热，以寒属阴邪故也。即少阴有反热之症，亦必带太阳标病而然，后人但知传入三阴为伤寒，不知三阴自感亦伤寒也，故于本经中风发热，便误认为传经标病，以本藏中寒无热，即指为直中阴症。讵①知桂枝汤为表之里药，固能兼治三阴自感之风邪，而理中、四逆等汤本治三阴自感之寒邪也耶？盖风寒六气之伤人，或入于阳，或入于阴，原无一定，但值何经之虚而治之，不得专以太阳为受邪之始也。故三阴固有阳经注入之症，亦有本经自感之症，均属伤寒，不必另立名目也。兹于三阴经中无直中之条，非略也，正不敢蛇足耳。

三阴自受之邪，论中有可历指而见者。如太阴病，脉浮者可发汗，宜桂枝汤，此太阴中风也；如太阴病，腹满而吐，自利益甚，时腹自痛，此太阴中寒之症也；如少阴中风，脉阳微阴浮者为欲愈，此即少阴中风欲愈之脉也。至于少阴中寒，宜汗者麻黄附子细辛汤，当温者附子四逆等汤是也。如厥阴中风，脉微浮为欲愈，此即厥阴中风欲愈之脉也。厥阴中寒，即当归四逆加吴萸生姜汤是也。阅少阴厥阴篇内止有中风欲愈之脉，并无未愈之证治者，必有阙文也。

---

① 讵：怎么。

三阴篇内，惟少阴有大承气急下三症，而太阴厥阴篇内，并无承气之条，奈何后人反称邪在厥阴，三承气选用？夫承气，本阳明胃药，少阴用承气者，盖因肾水一亏，胃土燥实，病已转属阳明，故急下以存阴液。仲景述厥阴病云：下之利不止，此厥阴忌下之明戒也。焉有邪在厥阴，反用承气之理？圣训具在，是非自见。

太阴经症

太阴总要述古

理中汤　桂枝汤　五苓散　四逆汤　四逆加人参汤 三物白散　桂枝加芍药汤　桂枝加大黄汤

太阴本病述古

腹满　腹痛　发黄　吐利

太阴湿土所主，仲景以腹满而吐，食不下，时腹自痛，自利不渴等症为太阴病，乃湿土自病，非阳经注入之症也。其脉必沉而细，无论外受寒邪，内伤生冷，总以温中散寒为主，理中汤主之。

若太阴中风，其脉尺寸俱浮，其症四肢烦疼者，可发汗，宜桂枝汤。其脉阳微阴涩而长者，为欲愈也。

太阴腹满而痛，自利不渴者，因于寒；咽干而渴者，因于热。因于寒，湿土自病，宜理中温之。因于热，病必关于阳明，或暴烦下利，或发黄便鞕①，此脾家热，即属胃家之热，为转属阳明之症，宜从阳明治。

伤寒脉浮而缓，身不发热，手足自温者，太阴也。太阴身当发黄，若小便自利者，不能发黄②。盖寒湿伤于肌肉，不能外越皮肤，故发黄。若小便利，则湿气下输膀胱，便不发黄。设小水不利，当用五苓散利之。然③寒湿伤于太阴之表，可从小便而出；若湿热伤于太阴之里，又当从大便而出。故至七八日暴烦下利，虽日十余行，不必治之，以脾家实，所积腐秽行尽自止矣，盖不须温，亦不须下也。

伤寒四五日，腹中痛，若转气下趋少腹者，此欲自利也④。自利不渴者属太阴，以其脏有寒故也，当温之，四逆辈⑤。

恶寒，脉微而复利，四逆加人参汤主之⑥。

下利十余行，脉反实者死。此脾气虚而邪气盛故也。

太阴腹满时痛，误下之，胸下结鞕而成寒实结胸，无热症者，与三白小陷胸汤。病在膈上者必吐，膈下者必利，如不利，进热粥一杯，利过不止，进冷粥一杯。三白小

---

① 鞕：原作"鞭"，形近而讹，据文义改。

② 伤寒脉浮……发黄：语出《伤寒论·辨太阳病脉证并治》。

③ 然：据本篇下句文例当作"若"。

④ 伤寒四五日……自利也：语出《伤寒论·辨厥阴病脉证并治》。

⑤ 自利不渴者……四逆辈：语出《伤寒论·辨太阴病脉证并治》。

⑥ 恶寒……主之：语出《伤寒论·辨霍乱病脉证并治》。

陷胸汤即三物白散。

若太阳误下，续得自利，脉弱，腹满而痛，此太阳之热邪陷于太阴之里也。腹满时痛为虚，宜桂枝加芍药汤；腹满大痛为实，宜桂枝加大黄汤。然脉弱则胃气亦弱，故云设当用大黄芍药者，宜减之。

腹满

腹属阴属里，故阳明里症有腹满，三阴俱有腹满。太阳汗后腹满，脾胃不和也，二陈汤加厚朴和之。阳明潮热腹满，燥矢也，下之。身黄，小水不利，腹满，湿热也，茵陈蒿汤。

太阴腹满，有虚寒，如腹满时痛，食不下，吐利交作是也，理中汤加厚朴。有实热，如腹满大痛，咽干，便秘，或发黄，或暴下赤黄，此脾家实热，为转属阳明，宜承气加减。合参《准绳》《金鉴》。

腹痛

邪气入里，与正气相搏则腹痛，故太阳无腹痛，少阳有胁痛而无腹痛，阳明里症有腹痛，三阴俱有腹痛，当分部位。中脘痛属脾，脉沉迟者内寒，理中汤。阳脉涩，阴脉弦，小建中汤。少腹痛，属厥阴界分，四肢逆冷，小便清白，是冷结膀胱，宜当归四逆加吴茱萸生姜汤温之。如不厥冷，小便自利者，是血蓄膀胱，宜桃仁承气汤。小便不利者，是水蓄膀胱，五苓散。大小便俱不利者，是水热蓄积，八正散。

若大实小腹满痛，或绕脐耕痛①，不大便，脉实者，承气汤。

发热口渴，脉弦洪而腹痛者，属脾热，芍药黄芩汤。腹痛欲吐利，烦躁饱闷者，防痧毒，当刺委中、少商等穴。合参《准绳》《金鉴》。

按腹痛有虚实，按之痛甚属实，按之痛减属虚。有寒热，自下逆攻而上者火也，自上奔迫于下者寒也。又伤寒腹痛，以凉水试之，其痛稍可者热也，转甚者寒也。

发黄

伤寒发黄，惟阳明、太阴两经有之。阳明病应遍身有汗，今但头汗出，小便不利，心中懊㤸，身必发黄者，瘀热在里，内外无从发泄也。发汗已，身目皆黄者，大发湿家汗，风去湿不去也。太阴病身当发黄，因小便不利，湿土为热所蒸而黄色外现也。若小便自利，小腹硬满者，瘀血发黄也。治法：阳明发黄，乃胃家移热于脾，必二便俱秘，茵陈蒿汤；太阴发黄，是脾家湿热，必小便不利，大便反快，茵陈五苓散。若发黄，汗出身冷，脉沉迟者，阴黄也，茵陈五苓加干姜。参《准绳》。

《金鉴》云：表实无汗发黄者，宜麻黄连轺②赤小豆汤汗之。里实不便者，宜茵陈蒿汤下之。无表里症而热甚

① 耕痛：陆懋修本作"硬痛"。

② 连轺：连翘根。轺，原作"轺"，据《伤寒论·辨阳明病脉证并治》改。

者，宜栀子柏皮汤清之。大便溏，小便不利，发黄者，宜茵陈五苓散利之。阴证发黄者，宜茵陈四逆汤温之。环口黎黑①冷汗者，阴黄死症也；身体枯燥如烟煤者，阳黄死症也②。

吐利

按太阴腹痛吐利，一属寒湿，六脉沉细，舌润不渴是也，宜理中、二陈、藿朴之类温中散寒。一属湿热，舌燥口渴，小便短赤是也，宜二陈、二苓、枳实、厚朴、川连之类清热利湿。

太阴新法

东南之地，水潦归焉③，居其处者多蒙湿邪之害，然闽广湿胜，江浙则湿热相兼，感之为病，内应太阴，以太阴湿土所主也。今将太阴本病传经并列于下，病无遁形矣。

凡见腹痛，吐利交作，脘闷不食，六脉沉细或伏，舌胎黑滑或白滑，口不渴饮，此太阴感寒本病也，当以理中汤为主治，兼外感加苏叶，胀满加厚朴，有食加青、陈、楂、曲之类，吐多加丁香、藿梗，泻多加木香、木瓜。太阴感寒。

---

① 黎黑：色黑而黄。

② 表实无汗……死症也：语出《医宗金鉴·伤寒心法要诀》。

③ 东南之地水潦归焉：典出《淮南子·天文训》："昔者，共工与颛顼争为帝，怒而触不周之山，天柱折，地维绝。天倾西北，故日月星辰移焉；地不满东南，故水潦尘埃归焉。"

有腹痛痞满，呕吐不纳，舌燥渴饮，或大便泄泻，小水不利，或二便俱秘，此湿热内结于太阴，急宜开之，须半夏、赤苓、厚朴、草蔻、川连、通草、广皮、滑石之类。如便秘不泻，加枳实、大黄行之，此即转属阳明也。湿热内结。

如发热不已，头重身痛，大便顺，小便涩，脘满不饥，舌胎白腻，脉象沉细而缓者，此湿邪内着，太阴受病也，宜二陈、茅术、厚朴、猪苓、泽泻、茵陈、米仁、姜皮之类，湿邪去，热自退矣。汗多，加桂枝、秦艽；汗少，加紫苏。湿邪内着。

若发热一身尽痛而兼四肢微肿者，此风湿流注手足也，宜二陈加米仁、桂枝、秦艽、防己、羌活、木瓜、片姜黄之类。足胫红肿，合二妙。风湿流注。

凡伤寒热甚不解，但头汗出，腹满溺涩，目黄口渴，舌胎黄腻，此湿热郁于太阴，欲发黄也，急用茵陈、二苓、枳实、厚朴、黄柏、栀子、茅术、秦艽、车前、泽泻等利之清之。二便俱秘，小腹胀满者，此转属阳明也，宜茵陈蒿汤。湿热发黄。

凡遇伤寒发热之症，已经解表清里，俱不应，但看舌胎白滑粘腻，脘闷恶心，口不渴饮，虽热不欲去衣被者，此外感风湿之邪，着于太阴肌躯之表，其病尚在气分，宜解肌法，用桂枝、秦艽、紫苏、半夏、苓皮、姜皮、厚朴、广皮之类微微汗之，则风湿俱去矣。肌表风湿。

若外感湿邪，又兼内伤生冷，以致寒热泄泻者，太无神术散①加减妙。内外寒湿。

以上诸条皆太阴本经自病。

若邪从阳经传入太阴，则热愈深，毒愈甚，舌见纯黄纯黑，唇齿焦燥，目黄面赤，腹大热或晡热，手足不欲暖盖，小便赤涩。舌无芒刺者，热毒暴下也；舌起芒刺者，大便不通也。三阴无窍，俱借阳明为出路，故兼见阳明证者为轻。大便通者只宜清里解毒，大便不通者兼导之清之。清里解毒，如犀角、芩、连、栀、翘、银花、人中黄之类；导下，如枳实、厚朴、槟榔、大黄之类。阳邪传里热症。

若由失表失清，以致毒邪凝结于里，陷于太阴，每有发为五癍②者，其症反脉静身凉，有似邪退正复之象，但看舌胎纯黄中见黑点，纯黑中见红点，或黑胎聚于中心，此皆生癍之验也。火重者斑必红，毒深者斑反白，若蓝斑则食毒俱足，胃将烂矣，紫斑发于少腹章门之间，毒传于肾也，黄斑发于手足唇口之上，毒归于脾也，均属危恶之症。治法亦只清解毒火，宣通气血，用犀角、连翘、赤芍、银花、川连、人中黄、栝蒌皮、牛蒡子、槟榔、楂肉、天虫、角刺之属内外两解。若见面白目青，则阳气下

---

① 太无神术散：方名。出自《医方考》，该方始见于《医学正传》引罗太无方。因创自朱丹溪的老师罗知悌（号太无）而名。

② 五癍：据文义当指红、白、蓝、紫、黄五种颜色的癍。

陷，已属不治，此药又不可投；若见身上汗出津津，则元气已泄，其死尤速。盖病邪传里，虽病太阴而三阴与之同病者也，所藉者独一肺经而已，肺气开则面红，肺气闭则面白，若面黄则胆气绝矣，身黄则脾气绝矣。病在三阴，临症者尤宜深察焉。邪陷太阴发斑。

少阴经症

少阴总要述古

麻黄附子细辛汤　麻黄附子甘草汤　附子汤　四逆汤　通脉四逆加人参汤　真武汤　猪苓汤　黄连阿胶汤　四逆散　大承气汤

少阴本病述古

但欲寐　口燥咽干　咽痛　吐　吐利　下利

少阴症，仲景以脉微细、但欲寐为主病，此指正气之虚，非示邪气之实也。凡舌干，口燥，心烦，泄利下重，是少阴实邪见象；引衣蜷卧，下利清谷，腹痛吐泻，是少阴虚寒见证。脉以沉实有力为实热，沉细无力为虚寒，须分属之。又烦为阳，躁为阴，少阴以烦为生机，躁为死兆。

凡初起发热身痛而头不痛，脉沉而微细，无里症但欲寐者，此少阴感寒之表症也，宜麻黄附子细辛汤峻汗之。若发热在二三日后，麻黄附子甘草汤微汗之，盖少阴与太阳为表里，故发热即可发汗，是假①太阳为出路也。

若恶寒身痛，手足冷，骨节痛，口中和而脉沉者，是表里俱寒也，附子汤大温大补之。

若下利清谷，里寒表热，手足厥冷，脉微欲绝，但欲寐者，此太阴转少阴也，四逆汤主之。若反不恶寒，或咽痛干呕，腹痛面赤，或利止脉不出，此下元虚极，阴症似阳也，通脉四逆加人参主之。盖葱体空味辛，能入肺以行营卫之气，姜、附、参、甘得此以奏捷于经络之间而脉自通矣。

若腹痛下利，四肢沉重疼痛，小便不利者，此坎中阳虚，不能以制阴水，致阴浊停蓄，宜真武汤壮元阳以消阴翳，培阳土以泄阴水，则开阖得宜，小便自利，腹痛诸症自除矣。

以上诸条，皆少阴虚寒之证。按手足厥冷专指指掌言，四逆兼胫臂言，故少阴下利，手足厥冷，犹为可治，四肢逆冷则死。

少阴病，下利六七日，咳而呕，心烦不眠，小水不利者，此少阴阳邪停水也，宜猪苓汤主之②，使热邪从小便而出，诸症自解矣。

少阴病，得之二三日以上，心中烦，不得卧，黄连阿胶汤主之。此传经热邪扰动少阴之阴，肾水亏则君火旺，

---

① 假：凭借。
② 少阴……猪苓汤主之：语出《伤寒论·辨少阴病脉证并治》。

故以芩连泻心，胶黄育阴，且鸡子黄色赤而通心，阿胶色黑而通肾，坎离合治，自然热清而烦解。

少阴病，四逆，泄利下重，或咳，或悸，或小便不利，或腹中痛，四逆散主之[②]。此阳经热邪，扰于阴分而厥也。盖四逆有寒热之分，胃阳不敷于四肢为寒厥，阳邪内扰于阴分为热厥，寒则下利清谷，热则泄利下重，故用芍药、枳实以清泄之，柴胡以升散之，则升降利而厥逆诸症自解矣。

以上三条，皆阳经热邪传里，但不转属阳明，故不用承气。

少阴病，有大承气急下者三症：一曰得二三日，口燥咽干，急下之；一曰自利清水，色纯青，心下痛，口干燥，急下之；一曰六七日，腹胀不大便者，急下之。此皆阳经热邪传里，销烁肾液，以致胃中大实，病已转属阳明，故用承气急下。

但欲寐

卫气寤则行阳，寐则行阴，故寐为足少阴病。若欲寐，无表里症，身和脉小，是已解也。风温症亦欲寐多眠，则有脉浮发热、汗出身重、鼻息鼾鸣之异。

口燥咽干

属热邪，有实热宜承气，有虚热宜养阴。

咽痛

少阴之脉上贯肝膈，循喉咙，系舌本，故咽痛独列少阴篇内。少阴咽痛属热者有半夏散及汤，又甘草汤、桔梗汤，此散火也。属寒者有桂枝干姜汤，治汗多亡阳也，有通脉四逆汤，治阴盛格阳也。参《准绳》。

《金鉴》云：咽痛一症，寒热皆有。肿痛为热症，仲景有甘桔、半夏、苦酒、猪肤等汤调治；不肿而痛为寒症，宜四逆汤加桔梗主治也。

吐

有寒热之分。热者寸口脉数，发热烦渴，渴欲饮水，水入即吐者，宜五苓散；食入口即吐者，宜二陈汤加姜汁炒连和之。寒者口不渴而吐，理中去白术，加生姜。参《准绳》。

《金鉴》云：口不渴，厥而吐，属寒，宜理中、吴萸辈。渴而得食即吐，属火，实热，黄连解毒汤，虚热，干姜黄芩黄连汤。渴而饮，饮而吐，吐而复渴，属水逆，五苓散。

吐利

少阴病，吐利，手足厥冷，烦躁欲死者，吴茱萸汤主之①。干呕，吐涎沫，亦此汤。吐利止而身痛不休者，当和解其外，宜桂枝汤。

下利

少阴病下利，属于热者四症：四逆，泄利下重，四逆散；下利六七日，咳而呕渴，心烦不得眠者，猪苓汤；自

---

① 少阴……吴茱萸汤主之：语出《伤寒论·辨少阴病脉证并治》。

利清水，色纯青，心下痛，口干燥者，大承气；下利咽痛，猪肤汤。少阴下利，属寒者约八症：少阴病，下利恶寒而蜷，手足温者可治，四逆汤，四肢逆者不治；少阴病，脉浮而迟，表热里寒，下利清谷，四逆汤主之；大汗，若大下，利而厥逆者，四逆汤；少阴至四五日，腹痛，小便不利，四肢沉重疼痛，自下利者，此为有水气，真武汤；少阴病，下利清谷，里寒外热，手足厥冷，脉微欲绝，身反不恶寒，其人面赤色，或腹痛，或干呕，或咽痛，或利止脉不出者，通脉四逆汤主之；少阴病二三日至四五日，腹痛，小便不利，下利不止，便脓血者，桃花汤主之；少阴病，下利脉微者，与白通汤；利不止，厥逆无脉，干呕，烦者，白通加猪胆汁汤主之。服后脉暴出者死，微续者生①。

下利死证：少阴病，下利止而头眩，时时自冒者死；少阴病，自下利，汗出，烦躁不得寐者死；少阴病，恶寒身蜷而利，手足逆冷者不治②；下利发热，汗出不止者死③；下利厥逆，躁不得卧者死；下利十余日，脉反实者死④。

少阴新法

按少阴为生死之关，故仲景历言死证，然于传经热

---

① 少阴病下利清谷……者生：语出《伤寒论·辨少阴病脉证并治》。
② 少阴病下利……不治：语出《伤寒论·辨少阴病脉证并治》。
③ 下利发热……者死：语出《伤寒论·辨厥阴病脉证并治》。
④ 下利厥逆……者死：语出《伤寒论·辨少阴病脉证并治》。

邪，若兼阳明，犹可养阴退阳，自感寒邪，正气未溃，犹可温肾散寒，均非死证。凡看伤寒热病，诊得六脉沉细，似寐非寐，皆属少阴见象，宜兼少阴以治。如兼咳嗽，邪在肺肾之间；如兼泄泻，邪在脾肾之间；如兼昏昧，邪在心肾之间。此病不在三阳，而在手足三阴，是为三阴兼症，不得因①身热概以三阳经药治之。

凡诊伤寒热病，微见恶寒发热不已，咳嗽不渴，六脉沉细，身静蜷卧，舌胎微白兼红，或淡红而润，此肺肾虚寒而感外邪也，宜桂枝汤加陈皮、杏仁、川羌②、半夏、山药、茯苓之类微汗之。如不应，急当以金水六君煎加杏仁、生姜、胡桃、苏叶之类投之，无不取效。肺肾虚寒挟感。

如初起发热恶寒，大便泄泻，舌胎白嫩而兼少阴脉症者，此寒邪客于脾肾之间，宜温中散寒，如桂枝、紫苏、广皮、厚朴、山药、焦曲、干姜、茯苓、甘草之类温散之。脾肾俱寒挟感。

若初起恶寒发热，口渴唇燥，舌胎嫩红而干，或绛底浮白，或兼咳嗽，或兼烦躁，六脉弦数无力，或浮洪无力，此阴虚水亏而挟外感也。阴虚于下则阳亢于上，故见躁烦，勿以阳明火症治之，亦宜金水六君去半夏，用生地，加川斛、丹皮、豆豉、羌活之类滋养阴液以汗之。

---

① 因：原作"固"，据陆懋修本改。

② 川羌：指四川阿坝州及甘孜州等地所产的羌活。性温，味辛、苦。具有散寒祛风、除湿止痛之功。

如兼呕恶，当留半夏，加竹茹以和胃；如兼咳嗽，加旋覆花、甜杏仁以降气。如经汗表，升提太过，以致虚火上冒，目赤颧红，大渴烦躁，呕恶不纳者，亦宜金水六君煎加麦冬、代赭之类养阴镇逆。汗多合生脉。_{阴虚有}

火挟感。

如阴虚有火而挟外感，以致头疼恶寒，发热不止。因口燥渴而食生冷，遂致泄泻，舌胎微白兼淡红，舌形虽湿而干，此脾本虚寒，因津液少而渴，故一贪生冷即见泄泻，治宜和脾以益少阴，如生地、丹皮、茯苓、山药、广皮、钗斛①、苡仁、甘草、莲肉等主之。兼表症者加葱白、豆豉，或羌活、葛根亦可。如表症已除而但发热口渴兼便溏者，前药加糯米炒麦冬、沙参以生津液，自然渴解热止。脾寒肾热挟感。

如初起吐利，止后发热，脉沉细，手足冷，舌形紫绛无胎者，此少阴症也，勿以霍乱治之。舌润不渴，当以金水六君煎加丁沉温以和之。舌燥口渴，亦以金水六君加麦冬_{糯米粉炒}、北参益阴和中以生津液。如吐泻伤津，口大渴而小水不利者，急以左归饮加参、麦、归、芍敛阴生津，自然渴解便利，若妄利小便则死矣。少阴吐利。

如初起发热，神呆不语，六脉沉细短数，似痉非痉，或烦躁狂言，此邪在心肾之间，或因受惊，痰乘包络，治

---

① 钗斛：即金钗石斛。因其药用部位外表色金黄，扁茎，形似金钗而得名。

宜清心豁痰，如茯神、小草①、菖蒲、天竺黄、川贝、丹参、麦冬、钩丁、薄荷、辰砂之类以清包络之痰，神自清矣。如舌形绛燥，口渴唇干，六脉沉数，前方宜加生地、丹皮、淡竹叶之类以清心包之火。如大便秘结，不妨加犀角数分。心肾热邪。

若神昏谵语，发热仍欲暖盖，目睛上视，大便不实，舌色紫绛而圆，虽干无刺，外虽躁扰，此阴不兼阳，忌用寒凉，不可误认阳明，妄投犀角，宜左归、六味等汤微加清心之品，如钩藤、川贝、麦冬之类治之为当。心肾虚邪。

若身热足冷，面赤戴阳，脉来沉细无力，或数大无力，或阴阳俱紧，其人烦躁欲狂，扬手掷足，或欲坐卧水中，舌胎紫色少神，或阔大胖嫩，或淡红圆厚，虽湿而干，此躁也，非烦也，阴盛格阳也，急以八味投之，或参附汤加熟地投之。如得躁定脉圆，舌转微白，庶有生机。阴盛格阳。

以上诸条皆少阴本经自病。

若是阳经热邪传至太阴，已多危候，至入少阴，生者少，死者多矣。凡见神气昏沉，语言颠倒，齿枯龈黑，午后身热，目睛上视，舌胎红中有黑点，黑中有红点，头项强，小便涩，虽醒似睡，虽渴不知消②水，时作鼾睡声，形似死证，然舌不捲，囊不缩，面不青，息不高，喉颡不

---

① 小草：此指远志的嫩苗。
② 消：享用。

直，四肢不厥，鼻不扇，耳不焦，不鱼目，不鸦口，尚有可治之理。如舌胎燥刺而便秘者，宜兼阳明以治，方用犀角、生地、丹皮、麦冬、花粉、川斛、茯神、钩丁、川贝、胆星之类以养阴退阳，阴液复，外可得汗而解，内可得便而解，即寒中亦有散邪之义也。若大便不实，舌无燥刺，此阴不兼阳，即属虚症，为难治，宜右归，六味出入为当。

凡少阴症，六脉沉细，似寐非寐，其舌紫色是也。然紫而鲜润者可治，紫而枯晦如猪肝色者不治，或紫色而间微白胎者方佳。

有初起吐泻如霍乱，陡然变重昏昧者，少阴症也。

厥阴经症

厥阴总要述古

当归四逆汤　桂枝汤　白头翁汤　干姜黄连黄芩人参汤　乌梅丸　刺期门　四逆散　白虎汤

厥阴本病述古

气上冲心　吐蛔　厥　下利　少腹满　囊缩

仲景述厥阴病，消渴，气上撞心，心中疼热，饥而不欲食，食则吐蛔，下之利不止。此皆厥阴自病之热症，并非伤寒传经之热邪。盖厥阴内藏相火，其消渴，火盛水亏也；气上撞心，心中疼热，肝火乘心也；饥不欲食，食即吐蛔，风木克土，胃中空虚也。下之即利，土受木贼，不禁再利也，不得以伤寒正病视之。

凡伤寒手足厥冷，脉细欲绝者，此寒伤厥阴之经，但当温散其表，不可遽温其里，当归四逆汤主之。盖厥阴相火所寄，脏气本热，寒邪止得外伤于经而不内伤于脏，故止用桂枝以解外邪，当归以和肝血，细辛以散寒，大枣以和营，通草以通阴阳，则表邪散而营卫行，手足温而脉自不绝矣。若其人素有寒邪，加吴茱萸以温本脏之寒。

论曰：厥阴中风，脉微浮为欲愈，脉不浮为未愈[①]。

按此止有欲愈未愈之脉，并无未愈之证治，不能无阙文之憾，要不出乎桂枝汤为主治。

风中厥阴本经，脉微浮，风邪外出，故欲愈也。不浮而沉则风邪入里，木郁不舒则下克脾土，必变热利下重，渴欲饮水之症，宜白头翁汤主之。白头翁、秦皮以平风，黄柏、黄连以清火，是苦以坚之也。若厥阴久痢不止，当用乌梅丸，酸以收之。

厥阴寒格，医复吐下之，食入口即吐，干姜黄连黄芩人参汤主之。此寒格于下，拒热于上，故格拒不纳，芩连以清上热，干姜以开寒格，因误治以虚中气，故用人参助干姜，以壮胃阳而开阴格。

伤寒腹满谵语，寸口脉浮而紧，此肝乘脾也，名曰

---

① 厥阴中风……为未愈：语出《伤寒论·辨厥阴病脉证并治》。

纵，刺期门①。

按腹满谵语，为太阴阳明里症，脉浮而紧，为太阳阳明表脉，何以辨其为厥阴？《脉法②》曰：脉浮而紧者，名曰弦也。《内经》谓：诸腹胀大，皆属于热。又曰：肝气甚则多言。是腹满由于肝火，而谵语乃肝旺所发也，肝木侮脾，故曰纵，厥阴忌汗下，故刺期门以泄之。

伤寒发汗，啬啬③恶寒，大渴欲饮水，其腹必满，此肝乘肺也，名曰横，刺期门，自汗出，小便利，其病欲解④。

按其腹因饮多而满，则非太阴之满，饮水不消，亦非厥阴之消渴。此肝邪挟火而刑肺金，故大渴，肺气不能通调水道，故腹满，侮其所胜曰纵，侮所不胜曰横。自汗出，小便利，其病欲解者，得汗则发热恶寒之表症自解，得小便利则腹满之里症自除。

厥阴有藏厥，有蛔厥。藏厥至七八日，脉微肤冷，不烦而躁，无暂安时，此属脏冷，纯阴无阳，故不治。蛔厥亦有脉微肤冷，此内热外冷，故时烦而躁，其显症在吐蛔，宜乌梅丸主之。

凡厥者必发热，前热者后必厥，厥深热亦深，厥微热

---

① 伤寒腹满……期门：语出《伤寒论·辨太阳病脉证并治》。
② 脉法：指《注解伤寒论·辨脉法》。
③ 啬啬：形容怕冷的样子。
④ 伤寒发汗……欲解：语出《伤寒论·辨太阳病脉证并治》。

亦微①。厥少热多，其病当退；厥多热少，其病当进。

厥微者四逆散，厥深者白虎汤，此肝火乘胃也。

脉滑而厥为热厥，宜白虎汤。若反发其汗，必口伤赤烂。

气上冲心

此腹中之气，时时上冲也，气撞心疼。吐蛔者，厥阴病也。不吐蛔者，病在阳分，表邪也，桂枝汤。气上冲咽而喘者，胸中有痰也，瓜蒂散。参《金鉴》。

按厥阴气撞热疼，知饥不纳，食则吐蛔等症，总属肝胃之病。因胃中虚寒，肝风袭胃，相火挟浊阴上冲，故致斯症。治法当以苦辛酸寒热并用，如川连、吴萸、黄芩、干姜、茯苓、半夏、川椒、乌梅之类。参《叶案》。

吐蛔

胃中虚冷，理中安蛔散；肝邪犯胃，乌梅丸。

厥

厥者，手足逆冷，有阴阳之分。自热至温，自温至厥者，邪从三阳经来，传经之热邪也，四逆散。甚者四肢虽厥，大便秘，小便赤，脉沉滑，此阳症似阴，所谓厥深热亦深也，宜白虎承气等汤为治。阴厥乃三阴自受寒邪，或腹痛吐利，或下利清谷，宜四逆汤、理中汤、当归四逆汤主治。参《准绳》。

① 凡厥者……亦微：语出《伤寒论·辨厥阴病脉证并治》。

按少阴有寒厥而无热厥，厥阴有寒热二厥。寒厥者止寒而不热也，热厥者由热而至厥，由厥而至热，相因不已也，当分阴阳浅深治。参《金鉴》。

下①利

热者，下利谵语，有燥矢也，宜小承气汤。热利下重，欲饮水者，白头翁汤。寒者，下利清谷，手足厥冷者，四逆汤。下利汗出而厥者，亦四逆汤。

少腹满

脐下为少腹。夫胸中满，心下满，皆气也，腹满，多有燥矢也。少腹满，溺与血之分也，邪结下焦，津液不通则溺蓄，血气不行则血结，皆为胀满而痛也。若小便利者，为蓄血，宜桃仁承气汤，小便不利者，为水蓄膀胱，宜五苓散，二症俱是热邪。若四肢厥冷，小便清白而小腹满痛者，为冷结膀胱，宜当归四逆，加吴萸生姜汤治之。合参《准绳》《金鉴》。

囊缩

舌卷囊缩者死，热极而缩者承气，寒极而缩者四逆吴茱萸。

厥阴新法

按六经主病，仲景非专为伤寒立言，如厥阴所述气冲、吐蛔等症，乃厥阴风木自病，不拘伤寒杂症，但见呕

---

① 下：此字原无，据目录补。

逆吐蛔者，即是肝邪犯胃，宜兼厥阴而治。要知六淫伤寒兼带厥阴者可治，若从三阳传至厥阴，则热极生风，九窍将闭，所形皆败症矣。今将厥阴本病治法列于下，勿以伤寒传经目之可也。

凡遇伤寒热病，症见干呕渴饮，胸膈满闷，格食不下，或两胁抽痛，舌胎黄黑，或兼吐蛔，此即症兼厥阴，肝邪犯胃而然也，宜用桂枝、芍药、川连、干姜、茯苓、半夏、黄芩之类主之。吐蛔加椒梅①，寒热似疟加柴胡，引出少阳。肝邪犯胃。

凡伤寒暑湿之症，有呕吐青绿黑臭之水，或黄黑浊饮，或兼吐蛔，此邪已犯厥阴，因胃中空虚，肝风乘虚袭胃，所吐之物，乃胃底肠中之阴浊，被肝风翻腾，遂至逆涌而上出于口，俗名胃底翻是也。治宜泄厥阴以安阳明，如桂枝、白芍、川连、吴茱萸、半夏、茯苓、椒梅①之类以泄厥阴，次用人参、代赭、茯苓、半夏、干姜、川连、乌梅之类以安胃镇逆。若其人阳明虚馁，不禁酸苦，又当安胃为主，微兼泄肝，宜人参、姜、连、吴萸、白芍、茯苓、半夏、乌梅、代赭之类主之。肝风袭胃。

若身热，耳聋，口渴，胸腹板实，入暮谵语，呕逆吐蛔，舌胎黄中带灰黑，此湿热之邪结于厥阴之界，病势最险，宜川连、枳实、半夏、茯苓、菖蒲、乌梅、姜汁之类

---

① 椒梅：蜀椒、乌梅。

治之。_{湿温干厥阴。}

若邪从三阳经传入，即在太阴，已多危候，再入少阴，生者少，死者多矣。至传厥阴，内风已盛，九窍热极将闭，无庸议治。凡见面青目白，面黄目青，面白目紫，筋急直视，角弓反张，舌焦耳聋，皆厥阴将败形色。舌卷囊缩，鸦口嗢嘴，昏不知人，醒作睡声，跷足喉直，撮空视，跃跃欲起，脉硬如弦，此皆厥阴死证。

救逆述古

逆者，汗吐下三法，与病相逆也。救逆者，救其误治之变症也。仲景一百十三方，每多因救误而设，兹特汇集救误诸条，分汗下两门，以便查阅。

误汗例

伤寒脉证，当服麻黄汤发汗，若尺中脉迟，是营气不足，不可发汗，若误汗之，遂漏不止，恶风，小便难，四肢微厥，难以屈伸，此津脱阳虚也，当以桂枝加附子汤回阳止汗。

伤寒发汗过多，其人叉手自冒心，心下悸，欲得按者，桂枝甘草汤主之[1]。盖汗为心液，过多则心气虚，桂枝、甘草能扶阳以补心气也。若至振振擗地[2]，则当用真

---

① 伤寒发汗……主之：语出《伤寒论·辨太阳病脉证并治》。
② 振振擗地：形容站立不稳，摇摆欲倒的状态。振振，战栗。擗，捶打，此指摔倒。

武矣。

伤寒汗出恶风，脉浮缓微弱，桂枝症也，误以大青龙汗之，致其人厥冷筋惕，心下悸，头眩，热仍不退，身肉瞤①动，振振欲擗地者，真武汤主之，内镇少阴水逆，外救太阳亡阳。

伤寒脉浮，医以火迫劫其汗，致亡阳惊狂，起卧不安，宜桂枝去芍药加蜀漆龙骨牡蛎救逆汤主之，敛镇心阳，其狂自定矣。

脉浮宜以汗解，误以火灸之，邪无从出，因火而盛，病从腰以下必重而痹，名火逆也。火逆又误下之，以虚其阴，复因烧针以益其阳，致烦躁者，桂枝甘草龙骨牡蛎汤主之。

发汗多，致亡阳谵语，此非胃实，不可下，柴胡桂枝汤和其营卫，以通津液，后自愈。

服桂枝汤大汗出后，大烦渴不解，脉洪大者，胃中津液干而火独盛也，白虎加人参汤主之。

下之后复发汗，昼日烦躁，夜而生静，不呕不渴，无表症，身微热，此邪已退而阳气衰弱也，干姜附子汤主之②。

伤寒若吐若下后，心下逆满，气上冲胸，起则头眩，脉沉紧，复发汗动经，身为振振摇者，茯苓桂枝白术甘草

---

① 瞤（shùn 顺）：颤动。
② 下之后……主之：语出《伤寒论·辨太阳病脉证并治》。

汤主之。此亦阳虚饮蓄而致头身振摇，即真武之轻者。

伤寒脉浮，自汗出，小便数，心烦，微恶寒以上俱似桂枝症，脚挛急此一症与桂枝独异，乃阴虚之象，反与桂枝汤欲攻其表，此误也。得之便厥，咽中干，烦躁吐逆者有阳越之象，作甘草干姜汤与之，以复其阳。若厥愈足温者，更作芍药甘草汤与之，其脚即伸此汤纯阴，以复其阴，阴阳两和，其脚即伸矣。若胃气不和，谵语者中焦有留邪，少与调胃承气汤微涤阳明所结之余邪，则谵语自止。

发汗后，腹胀满者，虚邪入里也，厚朴生姜半夏人参汤主之。

误下例

伤寒误下之，续得下利清谷不止，身疼痛者，急当救里，宜四逆汤。此下利不止，阳气下脱，虽有身痛表症，当以救里为急，救里之后，身疼痛，清便自调者，急当救表，宜桂枝汤。此清谷已止而身痛不除，仍从表治也。

伤寒大下后复发汗，心下痞，恶寒者，表未解也，不可攻痞，当先解表，表解乃可攻痞。解表宜桂枝汤，攻痞宜大黄黄连泻心汤。

太阳病下之后，脉促胸满者，桂枝去芍药汤主之。盖中气虚而表邪仍在，故用桂枝而去芍药。若微兼恶寒者，阳气尤虚也，桂枝去芍药加附子汤主之。

太阳病下之微喘者，表未解也，桂枝加厚朴杏仁汤。

服桂枝汤，或下之，仍头痛项强，翕翕发热，无汗，心下满，微痛，小便不利者，桂枝去桂加茯苓白术汤主之。此心下虽满不硬而痛尚微，乃心下有水气故也。若小便利，邪仍在太阳之表，须发汗，今小便不利，病在太阳之府，非桂枝症未罢也，但当利其小便。

本太阳病医反下之，因而腹满时痛，此引邪入太阴也，桂枝加芍药汤主之。大实痛，邪气结于太阴之里，桂枝加大黄汤主之。

太阳病桂枝症医反下之，热邪下陷，利遂不止，脉促者，表未解也，喘而汗出者，葛根黄芩黄连汤主之。因表未解，故用葛根，因喘汗而利，故用芩连之苦以泄之坚之。

伤寒十三日不解，胸胁满而呕，此少阳的症，医以汤药下之，不应，又以丸药下之。因日晡潮热，已而微利潮热者，胃实也，然属少阳之邪，宜先用小柴胡以解外，后以柴胡加芒硝主之。

太阳病过经十余日，反二三下之后，二三日寒热而呕，柴胡症仍在者，先与小柴胡汤。呕不止，心下急，郁郁微烦者，犹有里症为未解也，与大柴胡下之则愈。

伤寒八九日下之，胸满烦惊，小便不利，谵语，一身尽重，不能转侧者，柴胡加龙骨牡蛎汤主之①。此足太阳少阳之邪，因误下入里，以致正气虚而扰动少阴手经，现

---

① 伤寒八九日……主之：语出《伤寒论·辨太阳病脉证并治》。

症错杂，药亦随症施治。邪从太少来，故仍用柴胡、桂枝、柴芩①、半夏，治胸满也；龙骨、铅丹、牡蛎，治惊烦也；人参、甘草，补正气也。小便不利，茯苓；谵语，大黄；身重不能转侧，桂枝、茯苓。

伤寒五六日，已发汗而复下之，胸胁满，微结，小便不利，渴而不呕，但头汗出，往来寒热，心下烦者，此为未解也，柴胡桂枝干姜汤主之②。此本少阳症而误汗下之，柴胡症仍在，故仍用柴胡加减。心烦，不呕而渴，故去参、夏，加栝蒌根；胸胁满而微结，故去大枣，加牡蛎；小便虽不利而心下不悸，故不去黄芩而加茯苓；虽渴而表未解，故不用参而加桂枝；以干姜易生姜者，散胸中之满结也。初服烦即微者，黄芩、栝蒌之功；继服汗出便愈者，桂枝柴胡之力也。

伤寒五六日，大下之后，身热不去，心中结痛者，未欲解也，栀子豉汤主之②。此病发于阳而误下之，外热未除而内热又结于心中，故结痛。栀、豉，所以宣通热邪也。

伤寒，医以丸药下之，身热不去，微烦者，栀子干姜汤主之②。此以丸药大下则寒气留中可知，故用栀子以解微烦，干姜以逐内寒而散表热，寒因热用，热因寒用也。

---

① 柴芩：陆懋修本作"黄芩"，义胜。
② 伤寒……主之：语出《伤寒论·辨太阳病脉证并治》。

伤寒下后，心烦腹满，起卧不安者，栀子厚朴汤主之①。此因误下，移邪于心胃，故用栀子以治心烦，枳朴以泄腹满，是两解心腹之妙用也。邪虽在胃，便未燥硬则不可下，此为小承气之先着。

太阳病，外症未除而数下之，遂协热而利，利下不止，心下痞鞭，表里不解，桂枝人参汤主之②。此因数下之后，虽初因协热而里必虚寒，故用温补。

伤寒服汤药，下利不止，心下痞鞭，服泻心汤已，复以他药下之，利不止一误再误，医以理中与之，利益甚。理中者，理中焦也，此利在下焦，赤石脂禹余粮汤主之①。此因下药太过，手阳明大肠受伤，关闸不阖，二味涩以固脱也。复利不止，当利其小便，盖分其清浊则便自坚。

厥阴寒格，医复吐下之，致食入即吐，干姜黄连黄芩人参汤主之。此阴格于下，拒阳于上而为吐，故用芩连之苦寒以泄热，干姜之辛温以通寒格，误吐误下，中气必虚，故用人参安胃和中，其吐自止。

发汗吐下后，虚烦不得眠，若剧者必反复颠倒，心中懊恼，栀子豉汤吐之③。此因三法后正气虚，实邪虽去，而其余邪因虚留于上焦，结于肺胃之间，非汗下所能除者，惟吐之，则余邪结气无不出矣。

---

① 伤寒下后……主之：语出《伤寒论·辨太阳病脉证并治》。
② 太阳病……主之：语出《伤寒论·辨太阳病脉证并治》。
③ 发汗吐下后……吐之：语出《伤寒论·辨太阳病脉证并治》。

救逆新法

古人云汗多亡阳者，因发汗太过，身之阳气随汗而走泄也；下多亡阴者，因屡下而重伤阴血也。桂枝下咽，阳盛则毙者，因表实无汗，阳气内盛，误投桂枝，如抱薪救火也。承气下咽，阴盛则亡者，症非阳明，不可攻下，误用硝黄，阳气灭绝也。要知汗多亡阳，是卫气本虚之人，阳盛则毙，是阴液本亏之症也；下多亡阴，由其阳气本盛，止伤阴分，阴盛则亡，由其阳气本衰，不禁阴药也。故论症于今当以汗多亡阴，下多亡阳为戒，盖汗本津液所化，而风药尤能燥其阴血，胃中本无热邪，而承气即能销灭真阳。用录救误诸条，以佐古法所未逮。

伤寒如经发表多者，则津液内竭，血不荣筋，以致手足挛疼，二便艰涩，当以加味逍遥散加熟地、枸杞、钩藤。

伤寒过表，二候三候不解，大汗不止，舌卷而黑，气促似喘，六脉洪数无根者，已成败症也，当以大剂左归合生脉投之，汗止喘定，有得生者。

伤寒过经不解，舌燥口渴，小便不利者，此发表风药太过，津液源竭也，宜左归饮去茯苓，加麦冬、归、芍以救津液，自然行矣。

伤寒过经不解，发表攻里不当，以致真阴耗竭，二便燥结不出，胃阴大伤，不纳不饥，宜一味养正滋阴，使胃阴充足，自能纳谷知饥，宿垢自下，左归合生脉，或甘露加人参。

伤寒如遇过表，大汗不止，身肉瞤动，头眩不起，振振欲擗地者，此阳津阴液俱脱也，急以左归合参、麦、五味挽之。

伤寒误表，大汗不止，津液外泄，胃阴虚馁，以致呕恶不已，食入即吐者，宜金水六君煎加麦冬、沙参，和中以复津液，自然呕止而纳谷矣。

如过表大汗，胃阴空乏，以致干呕呃逆不止，水浆不进，亦宜金水六君合生脉，加丁香、柿蒂、胡桃肉、代赭石之类止之。如不应，宜都气饮加人参、胡桃肉、紫石英之类以纳之。不用磁石者，因过表伤肺，恐吸其气也。

有阴虚挟感之症，误用柴葛、犀角升提之药发表，以致虚阳上冒，膈闷呕恶，烦躁不宁，六脉洪大，按之无力者，亦宜金水六君合参麦，加代赭，和中以益少阴，则阴阳和，熟睡而解矣。

有营虚卫弱之人挟感，恶寒发热，腰疼骨痛，不可峻汗，误用表药，汗大泄，反加恶寒身痛，发热不止，当以归芪建中汤调和营卫，则诸症自解矣。凡遇外感表症，诊得两手脉寸软尺迟，舌润无胎者，营卫两虚之症也，当以当芪建中汤①加防风汗之。

---

① 当芪建中汤：疑为"归芪建中汤"。

如经攻里不当，以致下利不止，百骸解散，无气以动，用大剂补中益气加炮姜温之提之。如兼汗出而喘，急用参附汤加熟地大温大补之。

如经攻里太过，以致下焦受伤，肠胃并连，直漏直泄，利无关闭者，阳明关闸已撤也，急用桃花汤重加人参主之。

有胃中谷食未化误下之，食为寒凝，以致胸膈高起，手不可近者，治宜温胃和中，二陈汤加炮姜、枳实、厚朴、楂肉之类温以化之。

瘥后诸病述古

大病后，从腰已下有水气，牡蛎泽泻散主之①。

此脾胃气虚，土不能摄水，故溢下焦，腰以下为肿也，宜利小便。

大病瘥后，喜唾，久不了了，胃上有寒，当以丸药温之，宜理中丸②。

胃中虚寒则津液不能收摄，故喜唾，宜温胃。

伤寒解后，虚羸少气，气逆欲吐者，竹叶石膏汤主之③。

此津液不足，故虚羸少气，虚火上炎，故气逆欲吐，

---

① 大病……主之：语出《伤寒论·辨阴阳易瘥后劳复病脉证并治》。
② 大病瘥后……理中丸：语出《伤寒论·辨阴阳易瘥后劳复病脉证并治》。
③ 伤寒……主之：语出《伤寒论·辨阴阳易瘥后劳复病脉证并治》。

宜养肺胃之阴则津液复，诸症自除矣。

病人脉已解，而日暮微烦，以病新瘥，人强与谷，脾胃气尚弱，不能消谷，故令人微烦，损谷则愈①。

阳明旺于申酉戌，宿食在胃，故日暮微烦，当小下之，以损宿谷，枳实栀子豉汤主之。

大病差后劳复者，枳实栀子豉汤主之。若有宿食者，加大黄如博棋子大五六枚②。

此劳复，因病后气虚，邪气又结于上焦，其症不一，故不著其病形，惟散其上焦之邪足矣。有宿食加大黄，此指劳复之有宿食在肠胃者，故可下，非治食复也。若宿食在胃脘当消导，在上脘吐之亦可。

瘥后诸病新法

差后浮肿　伤寒差后，肢体浮肿者，脾虚有水故也。须实脾利水，宜冬术、茯苓皮、米仁、扁豆、山药、木瓜、车前、泽泻之属治之，或以米仁、糯米煮粥食，佳。

差后昏沉　伤寒差后十余日，或半月，渐至昏沉者，皆缘发汗未尽，余邪在于心包故也，或兼潮热，或兼寒热似疟，宜连翘、栀子、豆豉、麦冬、菖蒲、淡竹叶、钩丁、丹参之类清之解之。

汗后头疼　伤寒发汗后，热势略减，头痛仍在者，邪未尽也，宜再汗之。若汗后反剧而烦扰者，必挟火挟痰，

---

① 病人脉已解……则愈：语出《伤寒论·辨阴阳易瘥后劳复病脉证并治》。

或挟斑疹未透也，宜细审之。凡大汗后热不退，脉不静者，作危症断之。或误发温病湿温之汗，亦反剧。

解后额热 如热退后额热未除，目神似觉呆钝，此胃中余滞未清，额属阳明，故独热，宜清疏之，二陈加连翘、黄芩、山楂、神曲之类清之和之。

解后腹热 如已身凉，独腹热未除，此脾火内甚也，养阴药中加生白芍，自除。

差后耳聋 伤寒身凉后尚有耳鸣、耳聋等症，乃余邪留于少阳故也，宜养阴药中加柴胡、菖蒲、钩丁、池菊、通草、荷叶之类，以清解少阳之郁。

差后语蹇① 伤寒热退之后，其舌转动不灵，语言蹇涩不清者，亦系邪留肝脾所致，宜加味逍遥散去白术，加生地、钩藤、菖蒲、蒺藜、天虫之类。

差后不寐 伤寒热退之后，夜不欲寐者，胃不和也，温胆汤和之。惊悸不宁者，心气虚也，加枣仁、远志。

解后咳嗽 如热退之后，尚有咳嗽未除，此余热在肺也，宜滋养肺胃之阴，其嗽自止，如南沙参、麦冬、骨皮、知母、象贝、川斛、花粉、茯苓、杏仁、桑皮、蔗汁、梨汁之类，或加生地、玉竹之类。

差后盗汗 伤寒差后，余热盗汗不止者，阴虚有火也，当归六黄汤加减。无热恶寒而盗汗不止者，阳虚也，

① 蹇：言语不利。《说文解字注·足部》："蹇，言难亦谓之蹇。"

黄芪建中汤加减。自汗不止者，阳虚也，玉屏风加牡蛎、龙骨收之。

差后妄言　凡伤寒热病，每有身凉热退之后，其人如痴，言语谬妄者，此心神虚散不复所致，但当调养气血，兼治其心可也。神复，妄言自止。

差后吐涎沫　此土虚不能摄水也，六君加益智仁摄之。若其稠饮自下焦漾漾而起，溢出口中者，此肾气不纳，浊阴上泛也，宜都气饮加胡桃、补骨以纳之，或少佐熟附以收之，或佐白术以制之。

解后下血　伤寒解后，复有下血者，乃失汗之余邪也，当清之，生地、丹皮、地榆、川断、槐米、魁芍①、薏苡仁、黑荆芥之类治之，自愈。

差后颐毒　遗毒因汗下清解未尽，其邪结于少阳阳明二经。发于两颐者，阳明部位也，发于耳之左右者，少阳部位也，宜连翘败毒散消散之，如二活、荆防、连翘、赤芍、牛蒡、桔梗、土贝、蒺藜、薄荷、银花、甘草之类，少阳加柴胡。此症初起，速宜消散，缓则成脓，如元气虚者，须兼归、芪补托，溃浓②后当大补气血为主，然发于阳明者易治，发于少阳者难治。

差后酒复　伤寒身凉后，因饮酒复热，以酒性热有火，能助余邪故也，必兼烦闷干呕，口燥不纳等症，急用

---

① 魁芍：芍药的异名，因芍药花为山花之魁而名。
② 浓：当作"脓"。

川连、葛花、连翘、生栀、枳实、乌梅、银花等解之。

差后食复 伤寒热退之后，胃气尚虚，余邪未尽，若纳谷太骤则运化不及，余邪假食滞而复作也。仍发热头痛，烦闷不纳，宜枳实栀子豉汤加生楂肉、麦芽、连翘、莱菔子等凉疏之。无火，舌润不渴者，调中汤亦可。

差后劳复 伤寒差后，元气未复，余邪未清，稍加劳动，其热复作，即多语、梳头、洗面、更衣之类皆能致复。既经复热，必有余火余邪结于中，所以仲景主以枳实栀子豉汤，盖豆豉撒①表邪，栀子清里热，枳实开胸中余邪之结。凡治劳复，当以此方为主。如兼呕恶、痞满，加半夏、竹茹；如见舌黄、口渴，加黄芩、连翘；如兼饱闷、挟食，加楂肉、麦芽；如兼头疼、恶寒，加苏荷、葱白；如兼寒热，寒多加桂枝、紫苏，热多加柴、芩。一二剂后必复汗而解，此屡试屡验者不可妄投补中，以致闭邪增病。

气虚劳复 亦有差后，余火余邪已尽，止因正气大虚，因劳复热，微兼恶寒、四肢倦怠、无气以动、脉虚右大、舌润无胎、胸膈宽畅者，此真气虚劳复也，宜补中益气汤甘温补之，升、柴须蜜炙。汗多恶寒，归芪建中妙。

阴虚劳复 热病伤阴，肾气已亏，稍加劳动，微挟风寒，其病复作，症仍头痛、发热恶风、舌燥口渴、六脉浮

---

① 撒：陆懋修本作"撤"，义胜。

数者，此阴虚劳复也。凡复症必挟风寒外邪，仍宜栀子豉汤加葱白、薄荷、鲜生地、淡竹叶、麦冬、骨皮之类微汗之。如兼太阳加羌活，阳明加葛根，少阳加柴胡。

差后色复　伤寒差后，气血未充，早犯房事则内损真气，外触邪气而复作也。其症头重不举，目中生花，腰胁痛，小腹里急绞痛，增①寒发热，或阴火上冲，头面烘热，胸中烦闷是也。若卵缩入腹，脉离经者死，舌伸出数寸者亦死。宜六味饮加麦冬、豆豉、栀子，煎汤调下烧裈散。若小腹急痛，脉沉足冷，须用当归四逆加吴茱萸汤，煎成调下烧裈散。

阴阳易　男女新愈交接，病男传不病之女曰阳易，病女传不病之男曰阴易，此感其余邪而生疾也。其症身重气乏，百节解散，头重不举，目中生花，热上冲胸，憎寒壮热，头面大热。在男子则阴肿，痛引小腹，在妇人则里急，痛连腰胯，甚者手足冷挛拳，男子卵陷入腹，妇人痛引阴中，皆难治也，若见舌吐出者死。治法用竹茹半升煎汤，调下烧裈散，有粘汗出，阴头微肿为效，或用韭白根一握，两头尖十四枚，水煎候冷服，取粘汗为效，亦可调下烧裈散。

差后调理　伤寒热退之后，有宜和中者，有宜养阴者，如其人中气虚者，病退后必纳谷少，运化迟，或大便

① 增：通"憎"。《墨子·非命下》："帝式用增。"孙诒让《墨子闲诂》："增，当读为'憎'。"

不实，或恶心吐涎，宜六君子加减和中。形寒畏冷，宜黄芪建中温补之。凡此症脉皆缓大，舌皆白嫩可辨。如其人阴分虚者，必有余热未尽，舌燥口渴，二便艰涩，脉兼微数等症，宜生金滋水饮，或甘露饮加减养之。

差后禁忌 大病后正气未复，凡饮食起居，俱不可不慎也。如酒肴甘脆、肥鲜生冷等物皆不可犯，只宜糜粥自养，少食而频则易运化，不可过饱，及他有所食，虽思之，勿与也。新差后当静卧，非但体动劳复，即梳头、洗面、濯足、多言，皆能令人劳复。若新差未满百日而犯房事者，不治。

卷之三

伤寒变症

伤寒有本病，有变病。本病者，如太阳有头痛项强，阳明有潮热谵语是也，治法不外本经，故即附于本经之下。变病者，本不应有此病，只因治不中窾①，或迁延日久而变生诸症，如畜血、结胸等症是也，治法不得不随症用药，因病施治。用列于下，以尽伤寒之变。

衄血 新法

衄血者，血从鼻中来也。伤寒衄血，其因有三：太阳失表，热瘀于经而衄者，有头疼、目瞑之征，宜清解之，羚羊角、黑栀子、连翘、赤芍、丹皮、元参、薄荷、黑荆芥、鲜生地、牛膝、泽泻、茅根之属降之清之，不可再汗也。阳明失下，热瘀于里而衄者，有漱水不欲咽之征，宜下解之，生地、赤芍、丹皮、牛膝、楂肉、桃仁、大黄之属下之清之，此釜底抽薪，大黄不妨重用也。更有温热之症，药宜凉解，误用辛温而动经血，亦能致衄，宜清血分，犀角、连翘、赤芍、丹皮、元参、生地、牛膝、茜根、茅根之属清之解之。如衄后身凉脉静，邪从红汗而解

---

① 窾：即孔穴。

也。若衄后病势反剧者，更伤其阴也，大为危候，其衄势必重，须大剂六味饮加麦冬、五味主之，衄止则生。有衄势太甚，阳随阴走，四肢厥冷者，六味加牛膝、肉桂以镇之。

仲景论云：若头痛者，必衄，宜桂枝汤①。此桂枝汤补在上文当须发汗下。又云：剧者必衄，衄乃解，麻黄汤主之。此麻黄汤补在上文当发其汗下。乃古人倒笔法，是申明致衄之由于失表，非谓衄后服麻黄桂枝也，观下文衄家不可发汗之戒，义可知矣。

吐血新法

伤寒吐血，每因失治所致。有因太阳感寒，无汗恶寒，头痛发热，寒邪外束，法当发汗，若失于表散，阳气不得外泄则逆走阳络，络血妄行则致吐血，或由其人素有血症，寒邪犯肺而咳，震伤血络亦致咳血，均当以清疏营卫，表散寒邪为治。古人皆以麻黄、桂枝等汤治血症是也，然未免太峻，当小其制，用羌活、苏叶、荆防、薄荷等以去风散寒，橘红、杏仁以降气，芍药、甘草以安营，微兼渴者，少佐黄芩以清热，则营卫之邪解散，自然嗽止身凉，血不治自止矣。若内有伏火，外感寒邪，热被寒束，火逼络血而致衄血咳血者，外症亦恶寒发热，但兼口渴舌干为异，治宜辛凉清解营卫，须用川羌、桂枝、石

---

① 若头痛者……桂枝汤：语出《伤寒论·辨太阳病脉证并治》。

膏、羚羊角、黑栀、丹皮、黄芩、桑杏之属散之清之，次用和血清络之品调之。

有因风温之邪误汗动血，有因三阳热盛沸腾经血，皆致吐衄。凡见眼闭目红，神昏语乱，烦躁漱水，皆热伤血络之症也，宜犀角、生地、丹皮、山楂、川郁金、净银花、赤芍、连翘、川连之属以清络中之瘀热，大便秘者，加制大黄尤妙。若兼胸满而痛者，血瘀于络也，当攻之，犀角、生地、归尾、桃仁、赤芍、楂肉、青皮、降香、大黄之属行之清之。

有误发少阴之汗，动其经血，从口鼻耳目中出者，名下厥上竭，不治。有暴吐臭腐之血，名内溃，不治。

蓄血述古

凡太阳病不解，其邪由经入腑，热结膀胱则血凝蓄，血瘀则心气结，其人故如狂，血自下者愈，邪从血下而解也。其外不解者，当先解其外，宜桂枝汤。外已解但小腹急痛者，是蓄血也，桃仁承气汤下之。

太阳病六七日，表症仍在，脉微而沉者，病邪向里也，反不结胸者，热结下焦也，其人发狂，少腹鞕满，小便自利者，以太阳随经瘀血蓄于里也，抵当汤下之则愈。同一蓄血，桃仁承气治瘀血将结之时，抵当治瘀血已结之后。

太阳病，身黄，脉沉结，少腹鞕，小便不利者，为无血也，此湿热不行之故。小便自利，其人如狂者，血症谛也①。阳明病，其人喜忘者，必有蓄血，盖心主血，血凝则心气结而失其官矣，故喜忘。此素有瘀血，非伤寒所得者，屎虽鞕，大便反易，其色必黑，以浮血随便而下故也，俱宜抵当汤下之。

伤寒有热，少腹满，应小便不利，今反利者，为有血也，当下之，不可余药②，宜抵当丸缓下其血。以上述仲景论，兼参《来苏集》《类方注》释之。

蓄血一症，虽病在血分，亦须分别阴阳治之，如血瘀上焦为阳，血蓄下焦为阴。太阳失表，热瘀于里，血蓄下焦③为阳；太阳误下，阳气下陷，血蓄下焦为阴。上焦蓄血，因不得汗，不能发癍而蓄血也，其脉人迎必紧，紧者数而有力之象也，外症面红舌燥，发躁欲狂，或头摇目瞪，大便下血水，两手除食指之外其余各指皆抽掣是也，宜犀角、桃仁、生地、赤芍、归尾、丹皮、丹参、郁金之类清之行之。下焦阳症蓄血，即仲景所称热结膀胱之症，桃仁、大黄之属下之是也。若下焦阴症蓄血，乃因误下，阳气下陷，阴血受伤，血因寒而凝也，其见症面白目青，眉皱目瞪，寒战口噤，舌胎白滑，大便下血水，两手除食指之外其余各指皆抽掣是也，宜温补之，如人参、附子、

---

① 太阳病……血症谛也：语出《伤寒论·辨太阳病脉证并治》。
② 余药：指其他的药物。
③ 下焦：当作"上焦"。

白术、当归、肉桂、桃仁、升麻、炙草之类温补以升阳气。如服药后，寒噤稍止，一二时复作者，此药力不及，再进之以续阳气，寒噤得止者生，不已则死。<small>参《伤寒第一书》。</small>

凡蓄血症，大便下血水，见粪者生，不见者死。

热入血室<small>附</small>

妇人伤寒，当经水适来适断之时，热邪乘虚而入血室，其证昼日明了，夜则谵语，如见鬼状。若发热恶寒，日轻夜重，小腹胀满者，血为热瘀也，当用柴、芩、紫苏、荆芥、当归、川芎、益母、香附、楂肉、丹参、丹皮等和血散邪药，下咽即得汗而解。有汗者为表虚，前方去紫苏，加桂枝和解之。寒热如疟者，前方亦加桂枝和解之。若厥而下利者，此非热邪，乃为寒邪所袭也，前方去黄芩，加桂枝、干姜温散之。烦渴者属里热，去紫苏、香附，加黑栀子清之。若小腹硬满作痛，当以逐瘀为急，前方去紫苏，加桃仁、红花、延胡、牛膝等攻以行之。<small>合参《金鉴》《第一书》。</small>

痞<small>述古，注释参《来苏集》</small>

痞与结胸，同为鞕满之症，当以痛为辨。满而硬痛为结胸，为实热，宜陷胸法治之；满而不痛为痞满，为虚热，宜用泻心法治之。然结胸未甚，亦以泻心法治之足矣，盖实者为结胸，虚者为痞满，两症兼参可也。

论曰：伤寒五六日，呕而发热，柴胡症具而以他药下之。但满而不痛，此为痞，宜半夏泻心汤。此因误下，寒反入里，阻君火之热，化而结无形气痞，故用干姜散寒，芩、连泄热，半夏散结止呕，参、草补胃气，以助半夏开寒结而痞自解。

伤寒中风，医反下之，其人下利日数行，谷不化，腹中雷鸣，心下痞硬而满，干呕，心烦不得安，医见心下痞，谓病不尽，复下之，其痞益甚。此非热结，但以胃中虚，客气上逆，故便鞭也，甘草泻心汤主之[①]。

此痞因胃虚水气上逆，火气不得下降，结而为痞，故以甘枣和胃之阴，半夏启胃之阳，坐镇中州，不使下焦客气上逆，仍用芩连，以泻已逆痞气。

伤寒大下后复发汗，心下痞，恶寒者，表未解也，不可攻痞，当先解表，表解乃可攻痞，解表宜桂枝汤，攻痞宜大黄黄连泻心汤[①]。

此君火亢甚，不得下交于阴而成痞，故药不煎而泡，欲其轻扬清淡以涤之，用其气不用其味也。

心下痞，大便鞭，心烦不得眠，恶寒汗出者，附子泻心汤主之[②]。

此热在三焦，故用三黄泄热，恶寒汗出，又虑亡阳，故即用附子彻上下以温经。附子别煮取汁者，取三黄之气轻，取附子之力重也。

---

① "伤寒……黄连泻心汤"：语出《伤寒论·辨太阳病脉证并治》。
② 心下痞……主之：语出《伤寒论注·卷二》。

伤寒汗解之后，胃中不和，心下痞鞕，干噫食臭，胁下有水气，腹中雷鸣下利，生姜泻心汤[①]。

胃藏津液，发汗则津液亡，故胃不和而成痞。生姜能生发胃中升腾之气，故名汤，佐以人参、甘枣，则益胃气以生津液，干姜半夏破阴以导阳，芩连泻阳以交阴，通方破滞宣阳，亦泻心之义。

伤寒发汗，若吐若下，解后心下痞鞕，噫气不除者，旋覆花代赭石汤主之[①]。

此因三法后心气虚，不可复用泻心，故制此汤以散结消痞。

痞满 新法，参《叶案》

按胃居心下，心下痞，即胃痞也。不曰泻胃，而曰泻心，恐人误认为传入阳明，而以治阳明法治之也。伤寒误治成痞，五泻心法已尽，但此外尚有暑湿痰食疠秽凝结成痞者，亦宜兼参。

如膈闷心烦，痞满而喘急者，热痰内闭也，宜栀豉汤加川郁金、栝蒌仁、枳实、杏仁之类开之宣之。

如脘中痞闷而兼头胀目黄，脉象濡涩者，此暑湿伏邪凝滞胸中也，宜清疏中宫，川连、枳实、半夏、厚朴、郁金、草蔻、滑石粉、茯苓皮之类。

如脘中痞闷，身热口渴，舌胎白燥者，此暑邪阻于气分也，宜滑石粉、川郁金、枳实、橘红、黄芩、知母、桔梗、竹茹之类以清气分之热，痞自开矣。

如脘痞满闷，舌胎白腻，脉濡缓，口不渴者，此湿邪阻于气分也，法宜开泄，用二陈汤去甘草，加茅术、白蔻、郁金、枳实、厚朴、杏仁、通草之属以开湿结，痞满自除。

若触秽暑，兼挟食滞，脘中痞满，饱闷呕恶，腹中板痛，亦宜清疏中宫，如广藿梗、川郁金、川连、枳实、白蔻、厚朴、木香汁、生楂肉、莱菔子之类。若秽暑挟食，结于下焦，二便不通，胸腹胀满，痛楚难忍者，非枳实、大黄，承气辈不除。

若怒动肝火，或怒后加餐而成痞满，或结于左胁之下，舌黄口渴，脉弦数，或兼胁痛吞酸，左金加川郁金、枳实之类主之。

若暑湿之邪未清，误投补剂，以致胸膈胀满，脘中痞闷硬痛，几成结胸者，亦宜泻心法治之，加二陈、枳实、厚朴、川连、楂肉、郁金、莱菔子、木香汁之类。

结胸 述古

伤寒病发于阴，下之太早则成痞鞕，病发于阳，下之太早则成结胸，均为表邪乘虚入里而成。鞕满按之不痛者为痞满，属虚邪；鞕满按之大痛者为结胸，实邪也。因热入有浅深，故结胸分大小。从心下至小腹，硬满而痛不可按者，为大结胸，其脉沉紧，其症但头汗出，项强如痉，此由太阳失表而误下，邪入胃中，与不得化汗之水气相结而成也。夫太阳寒水之气结于阳明，当以大陷胸汤猛劣^①之剂，竟从阳明攻陷，大黄陷热结，甘遂攻水结，佐以芒硝之盐制二者之苦，不令直行而下，使其引入硬满之处，软坚破积，导去热邪。如止在心下不及胸腹，按之知痛，不甚硬者，为小结胸，其脉浮滑，是水与热邪凝结痰饮，留于胸膈脉络间也，故用小陷胸汤，以陷中焦脉络之邪，使从无形之气而散。栝蒌生于蔓草，故能入络，以陷膈上之痰；半夏成于阴月，故能通阴，以散结气；黄连以陷胸中之热，热解痰开，其结自散。若结胸，身有微热，头自汗出，胸中漉漉有声者，水结胸也，大陷胸丸主之。若结胸硬满而痛，漱水不欲咽者，血结胸也，由于血瘀不能衄解，或已衄未尽，或妇人经水适来适断，皆能成之。内实者，桃仁承气攻之；未实者，和血散结治之。合参《来苏集》《选注》《金鉴》。

太阴腹满时痛，误下之，成寒实结胸。无热症者，湿气与寒邪所结之痰饮也，三物白散主之。参《来苏集》。

若饮食在胃，未当下而早下之，胸膈高起，手不可近，此食因寒凝而成结胸，宜理中加枳实、厚朴之类温胃和中，不可进寒凉。参《奥旨^②》。

结胸又有不因误下而成者，如论云：伤寒六七日，结胸热实，脉沉而紧，心下痛，按之石鞭者，大陷胸汤主之

---

① 猛劣：猛烈。
② 奥旨：即《伤寒奥旨》。下同。

是也①。此不云下早，但云热实，乃伤寒实邪传里，不因误下而自结聚于胸者也，治法总当以痞满门②诸法，酌其轻重，从乎缓治为当。再用外罨法③，以解散胸中实邪，取效尤捷。参《景岳》。

结胸与脏结，皆因下早，邪气入里而成，邪与阳结为结胸，邪与阴结为脏结，结胸在心之分，脏结在肾之分。结胸可治，阳主生也；脏结不治，阴主杀也。参《来苏集》。

下利述古

三阳合病下利，有热无寒；三阴下利，自利属寒。阳邪属热，太阳阳明合病，自下利者，此风邪入胃也，脉浮而长，所见皆太阳症，以下利故，知与阳明合病也，用葛根汤表提风邪，利自止矣。

若桂枝症，误下而利不止，脉促者，表未解也，汗出而喘，当用葛根黄芩黄连汤，外解表邪，内清里热。

太阳少阳合病自下利者，黄芩汤④。此热邪已入少阳之里，胆火大炽，移热于脾，故自下利。脉浮而弦，外症必头痛、胸满、口苦、咽干、目弦⑤，或往来寒热，热邪不在半表而在半里，故不用柴胡而主黄芩，呕加半夏、生姜，治痰饮也。

---

① 伤寒六七日……是也：语出《伤寒论·辨太阳病脉证并治》。
② 门：类。
③ 罨（yǎn掩）法：以水或药汁掩覆局部的方法。罨，掩覆。
④ 太阳少阳……黄芩汤：语出《伤寒论·辨太阳病脉证并治》。
⑤ 弦：当作"眩"。

少阳阳明合病自下利者，其脉不负者，顺也，负者，失也，滑而数者，有宿食也，当下之①。如发热呕恶，心下痞硬，或往来寒热，大柴胡汤主之。阳明脉胜则洪缓，为不负而顺；少阳脉胜则弦紧，为负而逆。

按三阳合病下利，惟少阳阳明为重，土受木克也，故阳明脉胜为顺，阳明脉负为失。失者，死也。注释参《来苏集》。

三阴下利，俱详见本病下，如腹满而痛，吐利交作，或下利清谷，吐利四逆，或下利身重，小便不利等症，皆属三阴本藏虚寒，当以理中、四逆、真武辈治之。

三阴热邪下利，太阴有暴烦下利，腹满大痛，咽干而渴之症，少阴有自利清水，色纯青，心下痛，口干燥之症，俱是转属阳明，宜承气辈主之。少阴又有四逆，泄利下重，小便不利，腹中痛之症，亦属热邪，宜四逆散。厥阴热利下重，渴欲饮水，脉弦而数，此风木热邪乘脾，白头翁汤主之。

凡厥阴病，先发厥，后发热，不退者必便脓血也。脉数有力从阳治，脉沉无力从阴治。

下利新法

凡伤寒热邪正盛之时，必在阳明胃经。阳明以胃实为病，故大便不通，然火症往往下黄黑稠粘之物，此热邪下

---

① 少阳阳明……下之：语出《伤寒论·辨阳明病脉证并治》。

逼大肠，非痢也，虽通仍作不通论，只用清火解毒以治阳明，其利自止。

如伤寒热症，下利纯清水，或黄沫，潮热腹硬，脉沉滑有力者，此名傍漏①。因肠中有燥矢阻塞，水浆从旁渗出，病在阳明，非关脾也，导去②燥矢，其痢自止。

有阳明火症，邪火不杀谷，吃汤下汤，吃水下水，此有阳明实症可据，非若脾肾俱败者比，亦只清其火邪，其痢自止。

有一种外感风寒，内伤饮食，其症头疼，恶寒发热，恶心饱闷，肠胃窘迫而泄痢者，此表里俱病，法当外散表邪，内消积滞，不在伤寒变病之例。

有一种表热里寒之症，初起头痛，恶寒发热，继即下痢清谷，脉浮而迟，口不渴饮，俗名漏底伤寒是也。良由其人脾胃本虚，一感外邪，即得直入肠胃，不在太少留连，速当温中散寒，加紫苏、桂枝、羌活、厚朴、广皮、木香、茯苓、甘草之类，甚者加冬术③、干姜。

若阳邪传里，热邪攻于肠胃而变下利脓血者，重症也，然亦有寒热之分，盖邪至三阴，为日已久，实者则从阳化热，虚者则从阴化寒矣。如少阴下利，用猪苓汤者，从阳化热也，用桃花汤者，从阴化寒也。辨症之法，以脉

---

① 傍漏：即旁漏。傍，同"旁"。《广韵·唐韵》："傍，亦作'旁'。"
② 去：原作"寺"，据陆懋修本改。
③ 冬术：即冬白术，冬季采集的白术，品质较其他季节采集者为佳。

数有力为热，脉缓无力为寒；舌燥口渴属热，舌润不渴属寒；小便赤涩属热，清白属寒；下利肠垢属热，鸭溏属寒；热利脐下必热，寒利脐下必寒。热利当清其肠，寒利当温其下。

凡伤寒疫疠，热邪传里，下利肠垢，或下鲜血，小溺赤涩，舌胎黄燥如刺，或红刺如杨梅状，身热口渴，六脉洪数，脐腹大痛者，此热毒内攻肠胃也，不治则烂矣，急用大黄、芩连、银花、丹皮、芍药、甘草之类下之清之，继用鲜生地数两，代大黄与之，以养阴解毒。若下痢肠垢，其势稍缓者，宜黄芩汤加川连、银花、丹皮之属清之。血痢加丹参、槐米、川断。

如遇伤寒疫症，下利如豆汁鱼脑之色，脉象沉濡，舌白如粉，小便不利而口不渴者，湿毒聚于肠胃也，宜茅术、厚朴、广皮、二苓、滑石、泽泻、晚蚕砂、藁本①之类渗之和之。

如下利杂色，六脉沉迟，舌润无胎，或紫色而光，口不渴饮，肠胃并连，直出无关闭者，此脾肾虚寒，关闸不阖，元气下泄之证也，急投胃关煎，合桃花汤，兼从手阳明以堵截之，或桃花汤重加人参以截之。

如见外热内烦，舌燥口渴，脘中痞闷，或痛或呕而利不止者，中焦湿热也，当用泻心法，芩连、半夏、干姜、

---

① 本：原作"木"，据文义改。

枳实、木香、赤苓、泽泻之类。

凡下痢，舌胎遍地白厚如雪花者，脏结也，不治。

凡三阴下利，小便不利者，津液竭也，不可妄利小便。

小便附

凡伤寒小便清白者，病不在里而在表也。下焦病，小便利者，病不在气分而在血分也。参《治法汇》。

太阳病，脉浮数，渴欲饮水，小便不利者，五苓散。阳明病，脉浮，渴欲饮水，小便不利者，猪苓汤。述古。

凡伤寒表症未解，病在阳分，尚宜发汗者，不可先利小便，恐走其津液，取汗难也。参《奥旨》。

阳明病，潮热，汗出多者，必小便少，不可利小便，恐胃汁愈干也。若利之，必喘渴而死。述古。

小便不利，有可利者二：热结膀胱宜利，湿热发黄宜利。若大病后，汗下后，津液内竭，故不利，若强利之则水愈涸，必纯用养阴生津之品，则津液复而水道行矣。痢亦然。参《奥旨》。

瘢疹 痧瘄①附，合参《金鉴》《治法汇》《叶案》《第一书》

瘢者，有触目之形而无碍手之质，即稠如锦文，稀如蚊迹之象也。或布于胸腹，或见于四肢，总以鲜红起发者为吉，紫色成片者为重，色黑色青者不治。

---

① 瘄（cù 促）：麻疹的别称。

疹者，有颗粒之象，肿而易痒，即痧癗之属。须知出要周匀，没宜徐缓，春夏多此。

癍疹二者，不外手太阴与足阳明之治。又癍为胃家毒火，疹属脾家湿热，须互参之。

癍疹之发，伤寒由于失表失清，其邪不得外达，蕴于胃府，走入营中而发也。温热之症，外邪与内热相搏，湿热凝滞，自然发癍发疹。有发热一二日便见者，有发热三四日始见者，非因失治而然。

大抵发汗不出，或虽汗不解，胸膈烦闷，呕恶不纳，足冷耳聋，脉沉而伏，或寸关脉躁动，便是癍疹欲出之候，须细诊之。

凡癍疹欲出之际，若得上吐下泻者吉，毒气上下俱出故也。

凡癍红赤者为胃热，紫色为热甚，紫黑为胃烂。赤斑五死五生，黑癍九死一生。鲜红起发稀朗者，虽大不妨，如针头稠密，紫黑成片者，难治。杂蓝癍黑烂者，死也。

凡癍既出，须得脉洪滑有力，手足温者易治，脉微足冷，元气虚弱难治。斑疹透后神识宜清，反加昏沉者难治。

凡温热癍疹，已见阳明少阳新法中，伤寒失表发癍，已见太阴新法中。此更详天时寒暄燥湿，邪在足经手经，气分营分，外感内伤为治，当以温热疫疠兼参之。

胃热　发癍，舌胎黄燥者，胃中热极也，从阳明治，犀角、连翘、黄芩、黄连、银花、牛蒡、葛根、薄荷之类，不可过用风药。

营热　赤瘢，舌胎鲜红者，营分血热也。神昏谵语，邪干膻中，病在手经，不可妄用风药，以劫胃津，亦不可纯用苦寒，直入中焦，法当清疏营分，轻透瘢毒，如犀角尖、连翘心、元参、丹皮、牛蒡、银花、薄荷、人中黄之类。神昏加菖蒲数分，西黄二三分以开心窍。

如斑已透，当清火解毒以化之，如连翘、赤芍、元参、丹皮、花粉、知母、黄芩、净银花、人中黄之类。脉洪大，加石膏。舌绛色，加鲜生地。

表寒　春应温而反寒，夏应热而反凉，有病恶寒、发热、咽痛，身上有淡红白瘢，舌胎白而薄嫩者，此寒邪在表也，当以荆防败毒散温散之。

温毒　秋应凉而反热，冬应寒而反温，或天时亢旱久燥，温疫流行，发为赤斑丹疹，其毒弥满①三焦，目赤舌绛，汗出津津，切忌风药升散，宜凉膈散去芒硝、大黄，加石膏、牛蒡、赤芍、人中黄。大便秘者，去硝留黄。

阳毒　温疫阳毒发瘢，面如涂硃，眼如喷火，六脉洪大，燥渴欲死，此阳明血热已极，毒邪传遍三焦，经络闭塞，荣卫不通，非三黄石膏汤不能解救。

伏瘢　凡伤寒，邪入太阴，脉静神呆，舌心灰黑，防

① 弥满：充满，布满。

有伏癥。或时感之症，过经不解，舌胎灰黑，或中心黑晕，肌表不甚发热，脉象亦似沉缓，但神识不清，或郑声作笑，此阳邪陷入太阴，防有伏癥内发。其脉静身凉，非邪退正复也，乃阳邪陷于阴分也，法宜宣通气血，透提癥毒，以实症治之，如连翘、赤芍、银花、紫草、生楂肉、槟榔、天虫、刺蒺藜、犀角尖、角刺之类透之提之，癥疹外达，自然毒透神清。参《第一书》。

内伤　凡劳倦内伤，虚火游行于外，亦有淡红斑点，其身痛心烦，恶寒发热，与外感同，第①脉虚大，或气口独大，倦怠懒于言动，自汗为异，投补中益气，熟睡汗止身凉而愈。

伏阴　阴癥者，因内有伏寒，或误进寒凉，逼其虚阳浮散于外，其癥点隐隐而微，脉虽洪大，按之无力，或六脉沉微，手足逆冷，舌胎白滑，或黑胎胖滑，此阴斑无疑也，先用炮姜理中汤，以复其阳，次随症治。若内伤生冷，外感寒邪而发阴斑，调中汤最捷。

少阴　凡肾虚挟感，癥疹无力透达，肌肤中微现淡红隐隐之点，脉象沉细无力，舌胎淡红或紫色，舌形胖嫩圆大，似寐非寐，神识乍清乍昧，此少阴精不化气，癥不得透也，当以左归饮加人参进之，精气充溢，癥自外达矣。若兼右尺迟微，手足逆冷，渴不欲饮，此少阴水火俱亏

①　第：只是。

也，当以人参八味投之，肾气一充，其癍自透。

内癍　凡温疫时感，每有内班①。其斑发于肠胃嗌膈之间，肌肤间不得而见。其脉短滑，似躁非躁，外证口干目赤，手足指冷，烦躁气急，不欲见火，恶闻人声，耳热面红，或作寒噤，或作喷嚏，昏不知人，郑声作笑，种种形证，皆内斑之验。治法亦宜宣通气血，解毒化斑，如连翘、地丁、赤芍、紫草、楂肉、槟榔、净银花、人中黄、白僵蚕、钩藤钩之类主之，俾得脉和神清，方为毒化斑解。此条参《伤寒第一书》。

疹子悉属风热，浮小有颗粒，随出随没而又出一翻者是，与小儿痧子同，宜清风解热为先，不可骤用寒凉，必兼辛散。吴地曰痧子，浙江曰瘄子，同一病也。恒发于小儿，若疹子不拘大小皆有，三疾主治略同，总不出乎肺家风热，身热一二日即发者轻，三五日发者重，亦当辨其天时寒暄燥湿，邪在气分营分分治。

外寒内热　痧疹发于暴寒之时，肌表头面不透，是外袭寒邪，内蕴伏热，宜两解肺卫之邪，麻杏石甘汤加桔梗、薄荷、射干、牛蒡主之。若秋候凉风外袭，伏热内蒸，以致咳嗽或喘者，亦宜麻杏石甘汤加桑皮、象贝、枯芩、苏子之类，麻黄须蜜炙或水炒。

风温　若值天时晴燥已久而患咳嗽、咽哑、喉痛之

---

① 班：通"斑"。《说文解字注》："斑者，辬之俗……又或假班为之。"

症，兼痧疹者，此风温客于太阴手经也，治宜辛凉清润之品，大忌升、葛、防风、蝉蜕等药。当以羚羊角、连翘、薄荷、牛蒡、元参、射干、杏仁、桔梗、象贝、净银花、芦根之类选用，继以粉参、川斛、麦冬、花粉、知母、梨浆之品以养肺胃之阴。

血热　痧疹初起，舌绛如朱，疹色如丹，环口燥裂，大渴引饮，脉象洪数，乃阳明血热也，宜犀角、连翘、鲜生地、丹皮、赤芍、元参、花粉、净银花、人中黄之类选用，继以大小甘露出入，以救胃阴。

肺郁　痧透后，痰多气急咳嗽者，余热郁于肺也，宜宣之开之，如栀、豉、桑、杏、桔梗、枯芩、薄荷、象贝、蒌皮、通草、芦根之类。如痧疹虽透而咳嗽声哑喉痛者，此痧毒不能尽发，郁于气分也，亦宜宣通肺气，如羚羊角、前胡、桑、杏、连翘、牛蒡、射干、薄荷、银花、甘桔、通草、黄芩、芦根之类选用。

发喘　凡痧瘄透发不尽，毒邪于肺，喘急昏闷者，危症也，宜急透之，焦麻黄八分、石膏四钱、杏仁二钱、牛蒡子一钱五分、连翘一钱五分、枯芩一钱五分、象贝母一钱五分、薄荷八分、桔梗八分、犀角尖八分、生甘草四分、通草一钱、芦根一握。

咳嗽　痧后咳嗽，余热在肺也，宜泻白散加贝母、橘红、杏仁、枯芩、知母、花粉、甘桔、梨浆之类清之。

伤阴　凡痧瘄伏邪未清，致伤阴分而发热不止者，宜甘凉养阴，如沙参、骨皮、麦冬、玉竹、云苓、金斛、生地、白芍、丹皮、甘草之类。

伏邪　凡痧痦等症外虽透达，易隐易回而身热不除，渐加喘咳，腹胀咽痛，喉哑龈烂，神昏欲寐，或兼赤利等症者，此系失潮，伏邪在内，危症也，急宜散邪解毒，如犀角、连翘、牛蒡、射干、元参、杏仁、楂肉、人中黄、净银花、西黄、通草之类。

如痧痦隐没太早，以致发热咳喘者，此伏邪在肺也，速宜开宣肺气，迟则不治，如栀、豉、桑、杏、羚羊、牛蒡、连翘、前胡、薄荷、桔梗、芦根之类主之。

阴虚　凡少阴水亏之人，感挟时邪而发癍疹，不可过用柴葛升散。缘此症，虽表不得汗解，或虽得汗而癍疹未透，热仍不解，惟清解中兼养阴液，庶能得汗而癍疹亦易透达。如遇时感，诊得脉象细数，或沉细，外症欲寐不寐，舌形微白兼红，或紫色而干，即是少阴虚症，或已经表散不应者，急宜用生地、骨皮、沙参、茯苓、麦冬、金斛、花粉、牛蒡、连翘、甘草之品以养阴液，自然疹随汗达，身凉而解。如兼舌燥口渴而便秘者，加犀角数分，合阳明治之，或加豆豉。

凡痧痦瘾疹，最宜通泄，虽卜利五色亦不妨，惟二便不利，最为凶候，如遇此症，勿实脾止泻。

发黄 述古

湿热俱甚则发黄，阳明热胜如橘黄而明，太阴湿胜如薰黄而晦。太阳畜血亦发黄，但以小便不利为湿热发黄，小便自利为畜血发黄也。蓄血发黄，脉沉细而结，湿热发黄，脉浮滑而数。蓄血发黄则便利而清，湿热发黄则便黄而浊。

太阳失表，瘀热在里，表实无汗，小便不利，身体发黄者，麻黄连翘赤小豆汤主之，使黄从汗解也。

阳明病，遍身无汗，但头汗出，小便不利，渴欲饮水者，是热不得越，瘀于里而发黄也，茵陈蒿汤主之，使黄从下解。

太阴病，小便不利，湿土为热所蒸而发黄者，茵陈五苓散主之，使黄从小便而解。

《瘟疫论》云：疫邪传里，热在下焦，小便不利，邪无输泄，经气郁滞，其传为疸①，身目如金，宜茵陈蒿汤。若用茵陈五苓散，不但不能退黄，即小便亦难利，此乃胃家移热，是以大黄有专功也。

伤寒身热发黄，无表里症者，栀子柏皮汤主之。

凡发黄，热多脉必数，一身不痛，解毒为主；湿多脉必缓，一身尽痛，渗湿为主。

阳明发黄，热多，二便俱秘，茵陈蒿汤。

太阴发黄，湿多，小便不利，茵陈五苓散。

身热发黄，无表里症，栀子柏皮汤。

---

① 其传为疸：原作"甚传为痹"，据《温疫论·发黄》改。

发黄汗出身冷，脉沉迟，小便不利，口不渴者，阴黄症也，五苓散加干姜、茵陈。二便俱利者，理中汤加茵陈。

伤寒遇辰戌丑未年，太阳太阴司天，医用寒凉太过，往往有阴黄之症。脉沉迟，肢体冷而发黄者，宜理中汤加茵陈主之。小水不利，理中加二苓官桂。呕者，理中合二陈生姜。若天久霪雨，湿令大行，又当理中合平胃为当，甚者加附子。

脾绝似黄症，一身尽黄，寸口无脉，鼻中冷气，摇头直视，环口黧黑，形如烟煤，此脾家真气绝，非发黄也。《第一书》云：胆气绝则面黄，脾气绝则身黄，此皆黄如土色，干枯无神气者也。《金鉴》云：环口黧黑冷汗者，阴黄死证也；身体枯燥如烟薰者，阳黄死证也。

痓①合参

病者身热足寒，颈项强急，恶寒，时头热面赤目赤，独头动摇，卒口噤，背反张者，痓病也。夫痓脉，按之紧如弦，直上下行，痓脉沉而细者，为难治。

太阳病发热无汗反恶寒者，名曰刚痓；太阳病发热汗出而不恶寒，名曰柔痓。

太阳病无汗而小便反少，气上冲胸，口噤不得语，欲作刚痓，葛根汤主之此刚痓无汗反恶寒主方。

---

① 痓（zhì志）：中医病名，痓病。

太阳病，其证备，身体强几几，然脉反沉迟，此为柔痉，栝蒌桂枝汤主之此柔痉汗出不恶寒主方。几几即颈项强之貌。

痉为病，胸满口噤，卧不着席，脚挛急，必龂①齿，可与大承气汤初病在太阳，仅背项强直，若不早治则转入阳明，而病更剧。脚挛齿介者，以阳明之脉起于脚而络②于齿也。承气是下其热，非下其食也。

太阳病发汗太多，因致痉。

夫风病下之则痉，复发汗，必拘急。

疮家虽身疼痛，不可发汗，汗出则痉。以上述《金匮》法。

经云：诸暴强直，皆属于风③。其势勇猛，故曰刚痉④。又云：诸痉项强，皆属于湿⑤。其势弱软，故名柔痉⑥。柯韵伯以痉之属风者，不因风而因热；属湿者，不因湿而因燥。虽似太凿，然戒人不可以劫液之品治痉，实属良工苦心。

愚按痓症，即痉症也。其因有二：一属风湿之邪，合而为痉，即《内经》所云属风属湿是也；一属过表汗多，

---

① 龂：原作"介"，据《金匮要略·痉湿暍病脉证治第二》改。
② 络：据文义当作"终"。
③ 诸暴强直……于风：语出《素问·至真要大论》。
④ 其势勇猛……刚痉：语出《伤寒来苏集·痉湿异同第六》。
⑤ 诸痉项强……于湿：语出《素问·至真要大论》。
⑥ 其势弱软……柔痉：语出《伤寒来苏集·痉湿异同第六》。

耗其津液而成痉，即仲景所云发汗太多，因致痉是也。分属之则治法庶无悖谬。

如太阳未曾表汗而发痉，明系风湿之邪，混扰于太阳，风湿相持而不解，则湿热交并，留滞经络，营卫不和，津液不行，筋脉失所养而作也，此是伤寒类症，非伤寒变症也。其证背反张、头摇、口噤、项强、拘急、转侧艰难、身热足冷，当审其风湿甚者则有汗而为柔痉，风寒甚者则无汗而为刚痉。《金匮》法以栝蒌桂枝汤治太阳柔痉，以葛根汤治太阳刚痉，以大承气汤治阳明剧痉。《金鉴》法均以小续命汤为主治，刚痉去附子，柔痉去麻黄，表实去参附加二活，里实去参附加硝黄。

若伤寒过表，汗多而成痉，乃是伤寒变症，治分两途。盖汗多则血液干枯，筋无所养而痉作也，非湿非风，不得妄施前药，故凡伤寒汗下后，痈疽溃脓后，妇人新产后，而见身体角弓反张，手足挛搐者，都是气血大亏，液不荣筋所致。《治法汇》均以八珍汤加枸杞、川断、钩藤、桂枝主之，以养筋脉，不可纯作风治。柯韵伯以复脉汤治痉，救阴液也。

按过汗表虚成痉，汗出不止者，桂枝汤加归、芪、人参。产后血虚成痉，归芪建中汤。溃疡夫脓血过多，为风所袭成痉者，八珍汤加黄芪、桂枝、川羌、防风。

发狂 合参《准绳》《金鉴》

经曰：邪入于阳则狂①。又曰：重阳则狂②。狂为阳盛也。伤寒热毒在胃，并于心，至于发狂，邪热极矣。狂之发，少卧不饥，妄言笑，妄起止，弃衣而走，登高而歌，甚则逾垣上屋，皆独阳亢极使然，非吐下不能已。

凡胃中热极乘心则神昏发狂。经云：重阳则狂者，谓热入于阳则狂乱也。表实无汗，三黄石膏汤；里实不便，大承气汤；无表里症，白虎合解毒汤。

病人烦躁狂走，妄言叫骂，面赤咽痛，鼻如烟煤，或身斑如锦，或下利赤黄，此阳毒也，三黄汤、大黄散主之。

阳毒发狂，逾垣上屋者，霹雳汤调下鹊石散二钱，或用人中黄三钱开水下，或水调瓜蒂末吐痰。以上皆实症治法。

霹雳汤

取粪坑中青砖，用火中烧红取出，投入水中，水沸毕，取水饮之，治狂乱。

有劳心过度，曲运神思，以致神昏狂乱，语言谬妄，外无表里实症见者，当治其心与胞络之火，如川连、辰砂、菖蒲、钩藤、茯神、小草、天竺黄、琥珀、金箔、半夏、竹茹之类酌用。

---

① 邪入于阳则狂：语出《素问·宣明五气篇》。
② 重阳则狂：语出《难经·二十难》。

有阴虚挟感，微见躁烦，医误认为阳明，用犀角、葛根等升提药，以致虚火上冒，目赤颧红，唇燥口渴，反发躁狂。有似阳症，但两足厥冷，舌形紫色，六脉洪大而空，或沉细而数，当以左归饮，或六味参麦之类主之。

有少阴症，阴极似阳，发躁发狂，赤身裸体，扬手掷足，欲坐卧水中，此为阴狂，外症与阳狂相似，当以脉为辨，其脉必洪大而空，或细数而躁，或手足厥冷，六脉沉微，其舌必淡红而胖嫩，或微白而圆厚，当以人参八味饮冷服之。凡阴狂，外貌似热，扪之肌肉则冷逼手。

又有病发于少阴，不当正汗，医见恶寒发热，误以太阳法强汗之，汗遂漏不止，其人亡阳，故狂，与阴极发狂相同，当与建中汤去饴糖、生姜，加人参、黄芪、熟附、龙骨收之。以上虚症治法。

太阳蓄血发狂则小腹硬痛，小便自利为辨；阳明蓄血发狂则喜忘，大便黑为辨。此如狂症。

狂言，目反直视，肾绝也，不治。

烦躁合参《准绳》《金鉴》《来苏集》

《金鉴》云：身为热动而不安，谓之躁；心为热扰而不宁，谓之烦。烦扰于内，躁动于外也[1]。

独烦不躁者属热，独躁不烦者属寒，烦躁同见，在太阳属热，在少阴属寒。烦主心，躁主肾；烦属阳，躁

---

① 身为热动……于外也：语出《医宗金鉴·伤寒心法要诀》。

属阴。

烦者，心中烦乱不宁，欲起不安，欲睡不隐①之状，即反覆颠倒，心中懊侬之证也。

如火踞心胞，上焦不清而烦者，左寸脉必躁动，舌燥尖红，当以栀子豉汤加川连、翘心、淡竹叶、钩藤钩之类主之。

大汗后虚烦者，竹叶石膏汤主之。兼痰者，温胆汤加减。

虚烦不得眠，脉虚细，宜养心，十味温胆汤及酸枣仁汤之类。

有表证，不得汗而烦者，取汗即愈。若不得汗，心中烦闷不安，恐有痧疹，须细察之。

躁者，身体手足躁扰，或裸体不欲近衣，或欲坐卧水中，此阴极发躁，为外热内寒，病属少阴。其舌不拘何色，必胖大娇嫩，其脉必细数躁动，或洪大而空，或手足厥冷，六脉沉微，古人用四逆理中等汤冷服，不若八味饮或参附熟地浓煎冷服。

若少阴烦躁同见，口渴唇燥，舌紫而干，脉细而数，手足微厥，躁扰不宁者，又当滋少阴之阴，左归固本之类主之。

凡心烦懊侬不得眠，不与躁同见者，均非虚寒，当作

---

① 隐：据文义当作"稳"。

热治，大便不秘者，只以栀子豉汤、竹叶石膏汤、温胆汤主治，无论三法前，三法后，皆可用也。

若烦躁同见，太阳有不得汗出而烦躁，大青龙症是也。少阴有吐利，手足厥冷之烦躁，四逆辈症是也。又有误下复汗之烦躁，昼不得眠，夜则安静，干姜附子汤主之是也。

若独躁不烦而同三阴症见，便是阴寒之躁，宜四逆理中等汤主治。然烦躁见于三阳者多生，见于三阴者多死。

停饮述古

饮，即水也。伤寒停饮症最多，每见于太阳少阴，临症者都忽此，因备述以便查阅。

如太阳中风，渴欲饮水，水入即吐者，名曰水逆，五苓散主之，此水停于胸中，故水入不能容也。

如误下之，心下痞，与泻心汤。痞不解，其人渴而口燥烦，小便不利者，五苓散主之。此治痞而痞不解，反渴，亦水停心下之故，非痞也，水停心下则津液不得上升，故渴。

如脉浮，小便不利，微热消渴者，与五苓散主之①。此小便不利，渴而能消水者，水蓄膀胱也，脉浮身热，病在太阳也，故用五苓微汗以利水则愈。凡服五苓，多饮暖水取汗者，欲其散达营卫，表里俱解也。

---

① 如脉浮……主之：语出《伤寒论·辨太阳病脉证并治》。

太阳中风，其人漐漐汗出，头痛，心下痞鞕满，引胁下痛，干呕短气，汗出恶寒者，此表解，内有畜水也，十枣汤攻之。<small>以上诸条皆太阳热邪停水。</small>

太阳伤寒，表不解，发热无汗，干呕而咳，或渴，或利，或喘，或小便不利者，此心下有水气也，宜小青龙汤外散寒邪，内散寒饮。如咳而微喘，发热不渴，服小青龙汤已，反渴者，此寒饮去也。

解肌或下之后，仍头项强痛，发热无汗，心下满，微痛，小便不利者，此有水气在心下也，宜桂枝去桂，加茯苓白术汤主之，小便利则愈。此症头痛发热，表症仍在，若小便利，须发汗，今小便不利，病在太阳之里，法当利水，去桂枝者，因无汗也，不用峻药利水者，因汗下之后也。<small>以上皆太阳寒邪停水。</small>

如少阴病当欲寐，至七八日，反心烦不得眠，是少阴热邪上扰也。下利而渴，咳呕，小便不利者，是水饮停蓄也，宜猪苓汤，以利水去热，此少阴阳邪停水。

如少阴病至四五日，四肢沉重，疼痛，腹痛，小便不利，自下利者，此为有水气也，真武汤主之，温中以消阴水，必少阴阴邪停水。

王晋三先生曰：小青龙，治动而逆上之水。五苓散，治静而不行之水。十枣汤、大陷胸丸，治中焦之水，泻之于内也。桂枝去桂加苓术汤，治下焦之水，引而竭之也。十枣汤，治弥漫之水。大陷胸，治痞满之水。真武汤，治沉着之水。小青龙，入太阳治阳水，功兼外散。真武汤，入少阴治阴水，功专下渗。小青龙，治寒邪未解之水，故温以汗之。十枣汤，治阳邪未解之水，故引而竭之①。

心下悸_{述古}

心下悸者，心下筑筑惕惕②，怔忡不宁之状也。

伤寒，厥而心下悸者，宜先治水，当服茯苓甘草汤，却治其厥。不尔，水渍在胃，必作利也③。

如饮水多而小便少，心下悸，乃水停心下，水气犯心也，茯苓甘草汤以治其水。

若心下悸而厥冷，身瞤动者，因虚而肾水上犯也，宜真武汤以镇肾水。

若汗后，心中悸而烦者，虚也，宜小建中汤以补心气。

若伤寒邪入厥阴，已成败症，脉结代，心动悸者，阴液涸也，炙甘草汤主之。

若病后心气虚而怔忡不宁，闻声即惊者，宜镇心神以补心气，如茯神、远志、枣仁、丹参、当归、龙齿、辰砂、金箔之类。

如因惊而得怔忡者，亦由心虚有痰也，宜茯神、枣仁、川贝、天竺黄、钩藤、丹参、竹茹、半夏、辰砂、金

---

① 小青龙……竭之：语出《绛雪园古方选注》条目。
② 筑筑惕惕：此指心跳急速不宁貌。筑筑，跳动貌。惕惕，疾速貌。
③ 伤寒……必作利也：语出《伤寒论·辨厥阴病脉证并治》。

箔之类镇心神以去惊痰。

呕吐<small>新法，兼参《叶案》</small>

按《灵枢·经脉》篇云：足厥阴肝所生病者，胸满呕逆。夫木动必犯土，呕吐出于胃而致病之由在肝，胃病治肝不拘伤寒，杂症皆然，不可专以胃火胃寒为治。

肝火犯胃　凡痞胀，食入即吐，并呕酸水，口渴舌黄，此肝火犯胃，恒因恼怒而得，宜吴萸、川连、半夏、茯苓、厚朴、枳实、姜汁、竹茹之类主之。

胃火冲逆　凡阳明热病，舌①胎燥黄，烦渴呕恶，脉来洪滑，米饮入口即呕，惟凉水可纳者，宜白虎汤，重加活水芦根主之。

肝火冲逆　凡伤寒热盛之时，自觉气自左升，呕吐，勺水不纳，脉弦数，舌燥刺，或呕吐酸苦黄水，此肝火上乘于胃，宜左金、半夏、陈皮、黑栀<small>姜汁炒</small>、茯苓、椒梅等降之泄之。或用姜汁炒川连，或用吴萸汤炒川连，治呕最验。

胃脘阳虚　凡食入呕吐，或纳少不变，脉细小而弦，或右脉弦大，脘中满痛，大便欲解未通，此胃脘阳虚，肝木未亢，治宜专益胃阳，人参、半夏、茯苓、陈皮、干姜、吴萸主之。

胃气不降　夫脾主升，胃主降。若因怫怒动肝，肝木

---

① 舌：原作"古"，据道光本改。

犯胃，胃阳受伤，不能传及小肠，变化失司，大便不解，纳谷不饥，吞噫酸水，甚至胃底酿积之物，上涌为吐，此胃气不主下行故也，法当温胃阳制肝逆为治，宜熟附、干姜、白芍、吴萸、枳实、炒白粳米主之。

肝逆犯肺　凡病气自左升，腹中膨胀，呕吐涎沫酸苦黄水则咳呛不已，此肝气逆乘，过胃犯肺，法宜制肝和胃，须陈皮、半夏、茯苓、川椒、乌梅、萸汤炒川连，姜汁炙枇杷叶主之。

阴浊犯胃　有气从小腹上冲，为呕为胀，所吐皆黑绿苦水，此属下焦阴浊冲逆犯胃，厥阴秽气上逆也，宜川椒、乌梅、连制茱萸、茯苓、川楝子_{醋炒}、小茴香_{盐水炒}、黑栀子_{姜汁炒}等以制肝逆，胃气虚者加人参。

肝络伏饮　凡气冲偏左，厥逆欲呕，呕尽方适，此伏饮在于肝络也，宜辛以通之，淡吴萸_{盐水炒}、半夏、茯苓、姜汁、全福花①、代赭石主之。

热邪内结　痞闷呕浊，不寐不饥，舌黄口渴，治宜苦辛泻心法，黄芩、川连、半夏、枳实、姜汁。

暑秽内结　吸入暑秽，先走募原。募原是胃络分布，故上逆而为呕吐，脘闷而痛，寒热不解，舌黄而渴，宜泻心法，姜制川连、黄芩、半夏、枳实、藿梗、滑石、通草、郁金。

————————————————————

① 全福花：即旋覆花。

湿热相蒸　胃中有火，脾家有湿，湿热相蒸，以致呕吐不纳，时饱时饥，渴不多饮，舌胎微黄粘腻，此胃热蒸脾湿之验也，治宜寒热兼施，川连、干姜、茯苓、半夏、广皮、黄芩、泽泻、枳实、姜汁。

痰饮兼寒　呕吐不渴，舌胎白滑，或兼咳嗽者，此痰饮兼寒邪也，二陈汤加桂枝、干姜、姜汁。

痰饮兼火　呕吐微渴，兼见咳嗽，舌胎淡红而鲜，或带微白者，此痰饮兼胃火也，温胆汤加枇杷叶_{姜汁炙}、黑栀子_{姜汁炒} 。

胃中虚寒　纳谷不受，时呕涎沫，舌润不渴，右关濡软，六君子加砂仁、干姜。呕涎沫者，加益智仁摄之。吐痰饮者，加桂枝、姜皮和之。

热伤胃津　暑热之邪不解，灼干胃中津液，舌红鲜泽，口渴，食入即呕，当戒腥油腻物，二陈汤去甘草，加钗斛、姜汁炒竹茹。或温胆汤去枳实、甘草，加栀豉、金斛。

胃阴虚馁　如大汗后，胃中津液大虚，呕吐不纳，口渴，舌胎白嫩者，宜金水六君煎加麦冬、沙参，以和胃阴。

呕吐不已　此有升无降，宜镇逆法，旋覆花、代赭石、半夏、茯苓、会皮，虚者加人参。

吐　蛔

胃气虚寒　素有内寒之人，复感寒邪，当温中散寒，若大发其汗，胃中谷气化汗外达，则胃气转馁，蛔失谷气以养，则不安而上逆。仲景云：病患有寒，复发汗，胃中冷，必吐蛔是也。故凡伤寒吐蛔，虽有大热，忌用寒凉，乃大凶之兆，急用理中汤去甘草，加椒梅主之，盖蛔闻甘而起，遇酸而伏，见苦则安也。

蛔吐不止者死，吐蛔不能食者亦死。以上述古。

肝邪犯胃　按吐蛔，仲景列于厥阴篇内则为肝邪犯胃可知。凡伤寒如见寒热、干呕、心胸格拒，或吐痰涎浊沫，或吐酸苦黄绿之水，或吐蛔、下蛔，皆属厥阴乘犯阳明，治宜泄肝和胃，如川连、桂枝、乌梅、川椒炒黑、生白芍、淡吴萸盐水炒、黄芩、茯苓之类。如泄肝和胃不效，乃胃中虚空若谷，客气逆犯上冲，须镇逆安胃，宜人参、茯苓、半夏、代赭石、炒川椒、乌梅肉、川楝子之类。

邪陷厥阴　伤寒暑湿温热之邪，上阻气分则身热耳聋，入于营分则舌绛神昏，治法当清解心营肺卫，如连翘、淡竹叶、滑石粉、川贝母、天竺黄、鲜菖蒲、炒竹茹、绿豆皮之类以清上焦。若身热不解，口渴胸痞，耳聋干呕，吐蛔拒纳，此暑湿内蒸，其邪渐结厥阴之界，乃险症也，宜川连、半夏、枳实、菖蒲、茯苓、黄芩、干姜，苦辛以开内结。

邪结气分　如吐蛔与饮，脘闷口渴，舌胎白中带黄，此湿热结于气分，胃中不和而蛔逆也，宜二陈加干姜、川连。以上参《叶案》。

噫嗳 述古

经云：寒气客于胃，厥逆从下上散，复出于胃，故为噫[1]。大抵此症，伤寒汗吐下后，或大病后多有，盖汗下后，邪气虽解，胃气弱而不和，三焦失职，清不能升，浊不能降，是以余邪留连于胃，嗳酸作饱，胸脘不爽，仲景所谓心下痞鞕，噫气不除是也。治以旋覆代赭汤，所以宣阳气而镇阴逆，阳气宣达则阴邪不得阻格，升降顺，痞硬散而噫气自除矣。

若湿饮内伤，阴浊聚胃，以致胃阳受伤，浊阴上犯，噫气嗳酸，中焦格拒，治宜安益胃阳以镇阴逆，人参、半夏、茯苓、干姜、旋覆花、代赭石主之。此条参《叶案》。

呃逆 新法，兼参《叶案》

呃逆者，声自下逆上，俗名呃忒是也，不拘伤寒杂症皆有，所因不一，治法各宜随症施治。

阳虚阴逆　有因寒凉大[2]过，胃中虚冷，浊阴上逆，以致呃逆呕吐，或腹痛下利，两脉微弱，治宜理阳驱阴，人参、附子、丁香、柿蒂、茯苓、干姜、吴萸主之。若兼吐黄绿苦水，胃虚阴浊上干也，去附子，加代赭、椒梅。

肝木犯胃　气逆呃忒，脉小舌白，厥逆寒战，此肝气

---

①　寒气客于胃……故为噫：语出《灵枢·口问》。

②　大：同"太"。《骈雅训纂·释名称》："古人太字多不加点，如大极、大初、大素、大室、大庙、大学之类。后人加点，以别小大之大，遂分而为二矣。"

犯胃，用镇肝安胃法，人参、半夏、茯苓、干姜、丁香、柿蒂、代赭石、炒川椒、炒粳米。

肺郁气逆　面冷频呃，咽中不爽，此肺气膹郁，病在上焦，宜开气分之痹，俾清阳得舒，胸次方能开达，姜汁炙枇杷叶、川贝母、川郁金、香豉、桔梗、通草、竹茹之类主之。

阴饮上逆　攻伐太过，胃中阳虚，饮浊上逆为呃，舌胎白润，治宜温通，半夏、茯苓、丁香、柿蒂、吴萸、姜汁之类，如生姜半夏汤、丁香柿蒂汤、茱萸理中汤皆可选用。

胃虚有热　如呃逆而渴，舌胎微黄，此胃虚有火，虚火上逆而呃也，宜橘皮竹茹汤，或温胆汤去枳实，加姜汁炙枇杷叶。如胃中有痰饮，脉沉而弦，宜橘皮半夏生姜汤。

肝火上逆　如呃逆，舌黄而渴，左脉弦数，此肝火上逆为呃也，宜川连、吴萸、黑栀、代赭、枇杷叶、半夏、茯苓之类降之。

中焦虚冷　如脾胃虚寒，寒气格逆而呃者，脉来濡缓，右关软大，舌嫩不渴，宜理中汤加丁香温之。

下焦阳虚　凡呃逆起自下焦，浑身振动者，乃属下焦虚寒，阳气竭而呃也，宜理阴煎加丁香、五味、胡桃肉以纳之。或都气饮加熟附、胡桃、丁香以纳之，不已则死。

阴火冲逆　如六脉细数，面赤颧红而呃者，阴火上逆也，都气饮加胡桃肉、柿蒂以纳之。

格阳呃逆　若高年命门火衰，虚阳上逆而呃者，必面赤戴阳，足冷下利，六脉微弱，宜熟附都气饮加人参、丁香、胡桃肉、紫石英之类纳以镇之。以上三症五味须重用。

胃阴虚馁　有发汗太过，胃中津液枯涸，以致呃逆呕吐，宜金水六君煎加北参、麦冬、丁香、柿蒂，和中以生津液。汗出不已，加五味。

中脘食滞　凡呃逆脘痛，胸中胀满者，食滞为呃也，宜二陈加楂肉、厚朴、枳实、麦芽、木香汁、莱菔子之类疏之和之。

幽门浊逆　伤寒表解之后，大小便不通，呃逆作呕，此糟粕未化，与邪结于幽门，幽门之气不化则州都闭，传道失，二便不行，恶气上冲于胃，故作呃逆也，宜利幽门，利幽汤主之。若大便秘结，少腹耕痛①而作呃逆者，承气汤主之。此条出《伤寒第一书》。

喘新法，合参《景岳》《金鉴》《叶案》

喘症之因，大抵三法前多实喘，三法后多虚喘。在肺为实，在肾为虚，实喘宜开太阳，虚喘宜固少阴。外感之喘治肺，内伤之喘治肾。

虚实之辨：实喘，气急、张口抬肩欠肚；虚喘，气短、似喘非喘而不张口抬肩欠肚也。实喘，肺气不得宣

---

①　耕痛：陆懋修本作"硬痛"。

畅，满闷只在膈间；虚喘，肾气不能接续，阻塞在于气道。

太阳病不解，用小青龙汤治喘者，治水气干肺也。用桂枝汤加厚朴杏子治喘者，治寒邪在肺也。用麻杏石甘汤治喘者，治寒包肺火也。述古。

阳明病，发热，汗出，不恶寒，胸满而喘，用栀子豉汤者，此阳明内热出表，非治外感也。又阳明病，直视微喘，用承气者，此阳明坏病也。述古。

伤寒有暴感寒邪，恶寒无汗，头疼身痛，寸脉沉伏而喘急者，此寒邪郁于太阳，痰气交阻于肺也，法当开太阳之邪，用焦麻黄、川桂枝、半夏、杏仁、旋覆花、紫苏叶、橘红、生姜、白芥子之类辛温汗之。如外感寒邪，内束伏火，咳喘烦渴，气口脉沉而数者，宜外散寒邪，内清肺火，麻杏石甘汤加桑皮、枯芩、桔梗主之。若咳嗽口干，气逆而喘而不头痛恶寒者，火邪在肺也，当以泻白散加二母、枯芩、羚羊角之类以泻肺火。

若气逆咳喘，胸膈凝闷，气口脉闭，喘咳有痰声者，痰喘也，治痰为主，如前胡、苏子、杏仁、葶苈子、橘红、象贝、蒌霜、半夏、桑皮、枳壳、薄荷、桔梗、竹沥、姜汁之类选用。

伤寒有表解之后而胸闷喘急者，亦痰也，急当治其痰，盖外感表邪虽去，而内痰复发，故喘。必寸脉沉闭，胸膈闷塞可证，不可因解表后，作虚治也。以上皆实喘治肺。

若因汗下之后发喘者，乃真气不能接续，气短似喘也。病源在下，其症呼吸喘促，自丹田以上，气道阻塞不通，提不能升，咽不能降，呼吸不能接续，主治在肾，以肾主纳气也，当以景岳贞元饮主之。气虚脉微，汗大出者，合参、麦、五味收之纳之，或生脉合左归亦可。足冷脉微者，熟附都气饮加胡桃肉以纳之。以上是虚喘治肾。

若饮邪犯肺作喘，当以温药和之，二陈汤加桂枝、姜汁。

奔豚述古，注释参《古方选注》

奔豚者，病从腹中有气攻上，一如江豕以臀愤起而攻也。阅《伤寒论》，凡伤寒发奔豚者二：一曰烧针令其汗，针处被寒，核起而赤者，必发奔豚，气从小腹上冲心者，灸其核上各一壮，与桂枝加桂汤；一曰发汗后，其人脐下悸者，欲作奔豚，茯苓桂枝甘草大枣汤主之。按此二症，一属少阴寒气凌心，故用桂枝加桂，温肾散寒，病由外召寒邪，仍从太阳表治，惟加桂枝两数，便可以温少阴而泄阴邪矣。一属水邪上逆，故重用茯苓以制水邪，桂枝保心气以御水凌，甘草大枣补脾土以制水泛，取甘烂水者，不欲其助水性也。伤寒奔豚，惟此二方为主治，而汗后脐下悸，作奔豚之症尤多，定当以苓桂甘枣汤为治。若夫《金匮要略》中所载贲[1]豚汤，方用半夏、生姜散结、芍药、甘

---

① 贲：通"奔"。急走，逃亡。《孟子·尽心下》：虚贲三千人。

草安中气、芎归和心气、黄芩泻火、生葛欲降先升、甘李根皮大寒折冲逆之气，此治因惊恐而得贲豚者，其为病也，聚散靡常，作止无定，腹痛冲逆，发则为热，退则为寒，乃心中热邪凝结而成，与伤寒水气寒邪作奔豚者迥异，不可混治。

王晋三先生曰：贲豚气有三，犯肺之贲豚属心火，犯心之奔贲豚属肾寒，脐下悸欲作贲豚属水邪。证自分途，治亦各异。

动气新法，参《景岳全书》

动气者，筑筑然动于脐旁上下左右，甚者连及虚里心胁而浑身振动也。此病由于妄汗妄下，气血大亏，以致肾气不纳，鼓动于下而作也，或由其人少阴素亏，因病而发，恒见于瘦薄虚弱之人。方书都以理中汤去白术，加肉桂、倍茯苓治之，以伐肾邪，恐未切当，盖奔豚属水邪，而动气属肾虚，不若八味饮加五味、胡桃，直培根本，以收纳肾气，多服自效。

凡伤寒至发动气，必肾气大亏，水火并衰。其见证，六脉迟软，舌润不渴，脐腹冷如冰，暖炉昼夜不舍，饱则动缓，饥则动甚，于此可知其虚，非大剂八味多服不除。寒甚，加炮姜。若止少阴水亏，动气亦不甚，必有舌干，口渴，脉数可凭，宜都气饮加胡桃肉以纳之，左归饮加减亦可。

杂症虚亦发动气，宜照本病施治，如怯弱痢疾之类。

战振慄 合参《准绳》《金鉴》

战，身抖耸动也。振，亦耸动，比战稍轻也。慄，心内发抖也。振轻而战重，战外而慄内也。

战为正气胜，故正与邪争，争则股慄而战矣。振为正气衰，衰则不能争，故止于振耸耳。慄亦正衰邪胜，不能外战而内慄也。总之，战为正气胜而慄为邪气胜，振为正气衰而战为邪气衰也，三者皆邪正相交，故争也。

此症若生于三法之前，乃邪衰正复之兆，欲作战慄，汗出而解也，当静候其战汗，不可據①投汤药。若生于三法之后，则为气血两虚，不能荣养筋骨，故为之振摇，不能主持也，当大补气血，人参养荣汤主之。身摇不得眠，十味温胆汤倍人参。

筋惕肉瞤 参《准绳》

此症皆因发汗太过，邪热未解，血气已伤，筋肉失养所致，宜大补气血，人参养荣汤之类。

若未经过表，由其人素禀血少，邪热传于血脉之中，火性动惕而然，当作血虚火燥生风治，宜加味逍遥散去白术，加生地、钩藤。此条参《西塘感症》。

若伤寒未经过汗，六七日经脉动惕，其肉不瞤，潮热谵语，大便闭结，小便赤涩，以手按脐旁硬痛，此有燥矢也，加味大柴胡汤。

---

① 據：据文义当作"遽"。

如伤寒十余日，曾三四次发汗过多，遂变肉瞤身振，筋脉动惕，此因汗多伤其气血，宜加味人参养荣汤主之。

如汗后虚烦不得眠，筋惕肉瞤，此血虚兼火也，十味温胆汤去五味，加柴、芍、川连。

循衣摸床撮空

三者皆大虚之候，乃精神耗散，不能主持也，当以独参汤、左归饮大剂与之，每有获生者。参《西塘感症》。

阳明热极失治，致循衣摸床，微喘直视，脉弦者生，脉涩者死。此属阳明坏病，脉弦则超超①而长，胃气尚存，故可下以承气，然亦危极矣。要知生者未必尽生，而脉涩断无不死，下亦死，不下亦死也。述古。

太阳火劫取汗，阳盛伤阴而致循衣摸床。阴若未竭则小便利，可生；阴若已竭则小便不利，多死。参《金鉴》。

不便不食不便能食

伤寒有不便而不食者，必须滋养胃阴，胃阴充溢，自然邪去便通而思食矣。如养未足，邪不即去，不食不妨也。

伤寒有不便而能食者，致新推陈，仓廪滋益，自能通利，不便无忧也。二条出《西塘感症》。

百合狐惑阳毒阴毒

按百合狐惑阴阳毒四症，其病脉证治，并详于《金匮

---

① 超超：长长貌。

要略》三卷内。百合症，仲景论之最详，治法亦备，贞[1]尝留心于此而遇斯症甚罕，故不敢述。狐惑，虫病也，状似伤寒，或伤寒后变症，蚀于喉为惑，蚀于阴为狐。面目乍白乍赤乍黑，默默欲眠，恶闻食气，蚀其喉则声嗄[2]，甘草泻心汤，蚀其肛则咽干，苦参汤洗之，或雄黄薰之。又狐惑，即近时之疳症也，牙疳即惑，下疳即狐，说详《金鉴》。阴阳毒，考诸《金匮》：阳毒，面赤斑斑如锦纹，咽喉痛，唾脓血，五日可治，七日不可治，升麻鳖甲汤主之；阴毒，面目青，身痛如被杖，咽喉痛，五日可治，七日不可治，升麻鳖甲汤去雄黄蜀椒主之。按仲景所称，阴阳毒，乃感其异气，入阳经为阳毒，入阴经为阴毒。故于阳毒，用蜀椒雄黄之温且猛者，以驱阳经之邪，而于阴毒，反去蜀椒雄黄，止用鳖甲、当归、升麻、甘草等入阴以散邪，不取其温烈也。若后人所述阴毒阳毒，乃是极热极寒之证，自应以极热极寒方药为治，不得执定仲景之方。

---

① 贞：即吴贞，此为作者自称。
② 嗄（shà 煞）：声音嘶哑。

卷之四

伤寒类症

《内经》云：热病者，皆伤寒之类也①。盖六气为病，皆能发热，故善治伤寒者，必能穷究六淫之气。凡温热暑湿疫疠之类伤寒者，无不一一辨晰明白，而施治各当，要知能治类症，即是能治伤寒，以类症实居伤寒之八九也。今将类症治法列于后，庶几②温热暑湿之症，不致混入伤寒正病之治，其于伤寒，思过半③矣。

风温 参《叶案》

凡天时晴燥，温风过暖感其气者，即是风温之邪。阳气薰灼，先伤上焦，其为病也，身热汗出，头胀咳嗽，喉痛声浊，治宜辛凉轻剂解之，大忌辛温汗散。古人治风温，有葳蕤汤、知母葛根汤，内有麻黄、羌活等药，皆不可用。

风温吸入，先伤太阴肺分，右寸脉独大，肺气不舒，身痛胸闷，头胀咳嗽，发热口渴，或发痧疹，主治在太阴气分，栀豉、桑杏、蒌皮、牛蒡、连翘、薄荷、竹茹、桔

---

① 热病者……类也：语出《素问·热论》。

② 庶几：希望。

③ 思过半：谓收益多。语出《周易·系辞下》。

梗、桑叶之类清之解之。痰嗽加贝母，声浊不扬加兜铃，火盛脉洪加石膏，咽痛加射干，饱闷加川郁金、枳壳，干咳喉燥加花粉、蔗浆、梨汁，咽喉锁痛加莱菔汁。

如发热口糜气秽者，此温邪劫伤肺胃之津也，宜生地、石膏、知母、麦冬、花粉、钗斛、梨皮之类主之。

如肺胀喘急，胸痛气秽者，此温邪伤肺，欲酿内痈也，急用活水芦根、桃仁、苡仁、栝蒌皮、冬瓜子、空沙参、黑元参、连翘之类清之。

此手太阴轻症也，若手少阴、厥阴二经，当于温热症内合参之。

温热 春温冬温热病同治，参《叶案》

烦劳多欲之人，阴精久耗，适遇冬月非时之暖，感而即病者，冬温也。春时木火司令，天道温暖，新邪引动，温从内发者，春温也。夏令炎热，感之即病，壮热烦渴而不恶寒者，热病也。大抵温热之症，阴精内耗，强阳无制，新邪一触则燎原之势直从里发，故初起即见壮热烦渴，口干舌燥等症，而主治以存津液为要旨。凡遇伤寒过经不解，或发汗不彻反致昏剧者，皆温热误治之证也。前阳明少阳条内，已见大意，而兹专以手三阴立言，治宜互参。

手太阴气分　凡温邪入肺，症见头疼、恶寒、发热、口燥、舌干，脉数、胸满、气喘，治宜辛凉轻剂，栀豉、橘红、桑杏、连翘、薄荷、枳桔、黄芩之类。嗽加前胡、苏子、象贝、羚羊角之类。

手少阴营分　温邪吸入由卫及营者，其舌先白后绛也，或竟入营分则舌必绛赤，或红中兼微白，夜烦不寐，神呆谵语，宜犀角尖、鲜生地、淡竹叶、麦冬、连翘、石菖蒲、川斛、丹皮之类。兼痰者，加川贝母、天竺黄之类。

手厥阴内闭　如温邪传于膻中，即干心胞络，痰潮内闭则神昏谵语，舌胎纯红起刺，此重症也，急宜清心开闭，用犀角、连翘、川贝、天竺黄、川郁金、石菖蒲、净银花、钩藤钩、西黄之类主之。

温邪劫液　如发热不退，烁干胃中津液，以致口糜气秽，当用甘露饮、玉女煎之类。热久烦渴少气，竹叶石膏汤效，兼脘中痞闷不饥，加半夏。

足厥阴液涸　若温邪误治，邪必深入厥阴，神昏音涩，舌绛裂纹，欲寐不寐，午间烦躁，形象畏冷，心中如焚，此正气久虚，阴液已涸，宜复脉汤加减，如生地、麦冬、炙草、白芍、阿胶、丹皮、梨汁之类。

邪气血分　风温之邪，入于营分不解，以致舌赤音低，神呆潮热，脉数左甚，或发丹疹，此邪过营已及血分也。夫心主血，邪干血分，渐成内闭，风药燥血，固宜大禁，即苦寒直走肠胃，亦非温邪逆入膻中心主所宜，须犀角、元参、鲜生地、川郁金、菖蒲、丹皮、银花、西黄之类主之。

气血两伤　若感温邪，治不中窾，热毒内燔，必至气血两伤，如脉左数右大，烦渴口糜，舌赤唇焦是也，宜玉女煎。

邪结上焦　温邪从口鼻吸入则上焦先受，气血与热邪混处胶固，必致清窍不利。凡寒热后，颐颔肿胀，咽喉疼痛，牙关紧闭，脉左小右搏指者，皆邪结上焦所致也，当照疫症施治，宜连翘、牛蒡、射干、马勃、滑石、银花、赤芍、薄荷、夏枯草、人中黄之类选用。

胃中不和　若热退后不饥不纳者，此胃气不和也，宜香豉、山栀、半夏、枳实、陈皮等和之。

瘟疫 合参

按傩①为古礼，疫之由来尚矣。奈何仲景《伤寒》书非全璧，止言温病热病，并无片言及疫，是以后人无善治之法。惟近世喻嘉言、吴又可、张景岳辈，可谓论切治详，发前人所未发，但景岳宜于汗，又可宜于下，嘉言又宜于芳香逐秽，夫三子皆名家，何治法之悬绝若此？要知三子之治法皆当，顾其所治之疫，各有不同耳。景岳所论之疫，即六淫之邪，非时之气，其感同于伤寒，故每以伤寒并提，而以汗为主，欲尽汗法之妙，景岳书精切无遗。又可所论之疫，是热淫之气，从口鼻吸入，伏于膜原，膜原为半表半里之界，其邪非汗所能达，故有不可强汗峻汗

---

①　傩（nuó 挪）：旧时迎神赛会，驱逐疫鬼。

之戒，附胃最近，入里尤速，故有急下屡下之法。欲究疫邪传变之情，惟又可论最为详尽，然又可所论之疫，是四时之常疫，即俗名时气症也。若嘉言所论之疫，乃由于兵荒之后，因病致死，病气尸气，混合天地不正之气，更兼春夏温热暑湿之邪，交结互蒸，人在气交中无隙可避，由是沿门阖境传染无休，而为两间之大疫，其秽恶之气，都从口鼻吸入，直行中道，流布三焦，非表非里，汗之不解，下之仍留，故以芳香逐秽为主，而以解毒兼之。是三子之治，各合其宜，不得执此而议彼也。兹于是症亦参三法为治而分为两途，盖汗与下，即同伤寒表里之治，而逐秽解毒一法，乃疫邪匿伏三焦，非表非里之治也。分列于下，治疫之大法得矣。

长幼传染，众人一般，此疫气流行，俗名时气是也。乃天地秽恶之气，都从口鼻吸入，然有兼六淫者，有不兼六淫者，有入足经而为表里者，有入手经而忌汗下者，当分途而治，其辨在舌。

凡舌胎由白而黄，由黄而黑者，疫邪由表达里也，宜汗下法。舌胎由白而变鲜红者，疫邪由卫及营，不入足经而入手经也，忌汗下，宜逐秽解毒，清泄营分。_{新法。}

疫邪兼六气入足经，从表里汗下

初起头疼发热恶寒，舌胎白而薄者，邪在表也，败毒散散之，微汗而解。如未解，鼻干、口渴、耳聋、胁痛、舌胎白中带黄，此阳明少阳见症，须解肌法，柴葛、连翘、防风、薄荷、牛蒡、黄芩、木通之类。如再不解，须看有无斑疹，或见心烦膈闷，足冷耳聋，身痛如束，或咳或呕，寸关沉伏，或躁动，便是发斑之候，须提透之，以斑尽为度。脉伏心烦，谓之欲斑，烦止人静，肌肤中无隐隐之点，始为斑尽。斑已出而口干，脉洪滑者，宜化斑解毒为主，当以癍疹门参看。

已汗而热不解，气口脉弦滑，饱闷恶心，必是胃中宿食为患，消导为主，如生楂肉、麦芽、枳实、连翘、青皮、莱菔子等凉疏之。若脉弦滑，潮热，谵语，脐腹胀痛，舌胎渐渐黄厚燥刺者，乃燥矢在肠胃中也，大柴、承气，看微甚下之，更衣①，舌润为愈。

如表已解，尚身热脉浮，小便不利者，是热结膀胱也，五苓去术，合六一②利之。

如表已解，余热未静③，其人如狂不甚，小腹硬痛而小便自利者，乃血蓄膀胱也，桃仁承气加减。

若无表里症，但热而泻，或寒热而泻者，此湿邪在于气分也，小柴合五苓主之，渴者去桂留芩，不渴去芩留桂。疫邪必兼湿者，以当湿热司令之时也。以上诸条同伤寒施治。

疫疠热毒郁极则发黄，二便俱秘，若投茵陈五苓，小

① 更衣：此指大便。
② 六一：即六一散，又名益元散。出自《宣明论方》。由滑石六两、甘草一两组成，具清暑利湿之功。
③ 静：净尽。

水必不能利，须茵陈蒿汤加黄柏，则小便利而黄退矣。

亦有发黄兼发斑者，无非热毒郁结所致，宜犀角、连翘、赤芍、栀子、茵陈、黄柏、牛蒡、薄荷、银花之类主之。

瘟疫发于春夏之间，必热症为多，如初起即大热大渴，目赤唇焦，烦躁不宁，六脉洪滑，舌胎燥黄焦刺，急用三黄石膏汤去黄柏，加连翘汗之。取汗在于速，一服无汗，即再进之，得汗热退为愈。若延至四五日，毒遍三焦，表里俱病，用三黄石膏汤加连翘、银花，表里兼解之，其妙在麻黄石膏二味，不可去一。此方通解三焦表里，治疫最妙。

如见目赤唇焦，舌黄燥刺，大热烦渴，汗出津津，此阳明血热火盛，切忌风药升散，宜凉膈散加石膏。

大都疫疠初起，宜辛凉解散，次则和解解毒，必里症全具，脉实口燥，心下坚满，方可攻下。若胃中饮食未化，虽芩连、瓜蒌，尚宜缓进，况硝黄乎？如用寒凉，食为寒凝，结而不散，必变结胸。以上诸条，照温热施治 。

疫病当分天时，寒暄燥湿，病者虚实劳逸，因事制宜，不可执泥，如久旱天时多燥，热疫流行，宜清火解毒，忌用燥剂。天久霪雨，湿令大行，脾土受伤，民多寒役①，或兼泻痢，宜渗湿和脾，忌用润剂。

---

① 役：陆懋修本作"疫"，义胜。

春应暖而反寒，夏应热而反凉，感此非时之寒为寒疫，宜太无神术散加羌活、紫苏温散之，或藿香正气散加减亦可，从正伤寒治。

秋应凉而反热，冬宜寒而反温，感此非时之暖为温疫，宜犀角、连翘、黄芩、薄荷、银花、牛蒡之类清解之，宜从温热症治。

疫症先从颐颌肿起者，阳明热邪也，肿于耳之前后者，少阳风热也，并宜辛凉散之，二活、荆防、连翘、黄芩、薄荷、元参、牛蒡、桔梗、犀角水汗之。阳明加升麻，少阳加柴胡、钩藤。解散后，加清火解毒之品，净银花、人中黄之类。

时毒从颐肿者，名鸬鹚瘟①。耳下、项与咽中肿胀，声不出者，名虾蟆瘟②，皆风热不正之气干于上焦所致，治宜散邪清热，不可一味寒凉。

疫症有兼咽喉肿痛者，必辛散为主，不可骤用寒凉，反闭其邪，宜荆防败毒散加桔梗、射干、马勃、牛蒡之类。

冬应寒而反温，感之多咽喉肿痛，寸关脉浮洪而数，舌燥唇干，宜甘桔汤加牛蒡、薄荷、防风、射干、连翘、黄芩、银花、犀角水之类凉解之，以升阴消阳。

---

① 鸬鹚瘟：病名。《医学正传瘟疫》："大头天行病，从颐颌肿热者，又名鸬鹚瘟。"
② 虾蟆瘟：病名。又名大头瘟，指感受温热之邪而致腮项赤肿的病症。

夏应热而反凉，感之邪伏于少阴之经，每多咽痛，或兼泄泻，舌润不渴，寸口脉沉而小，宜甘桔汤加半夏、天虫、陈皮、桂枝、射干、防风、姜皮之类温散之，以助阳消阴。

大头天行，初起憎寒、壮热、体重，次传头面大肿，目不能开，或咽喉不利，俗名大头伤寒是也。东垣谓阳明邪热太甚，挟少阳木火而生。阳明湿热甚为肿，少阳木火盛则痛。阳明之邪，首大肿，少阳之邪，肿于耳之前后也，治法不宜药峻，峻则药过其病，所谓上热未除，中寒复起，其死尤速，当少与，时时呷之，方用酒制芩连、人中黄以解毒，荆防、薄荷以去风，连翘、天虫、桔梗、牛蒡以散结。头痛恶寒无汗，加二活以散寒。阳明引经，加升麻、犀角水。少阳引经，加柴胡、花粉，普济消毒饮妙。十余日表症仍在者，亦用荆防、薄荷微散之。

胃气虚者，于春夏初晴感山谷蒸气，面肿，发寒热者，先用平胃散加羌活、荆防、桔梗、藿香之类以散之，次加芩连清热。盖山岚、瘴气、浊雾，皆湿热也，岭南人中之即死者，缘内多毒蛇所吐之气故耳。岁荒普患者不宜峻剂，宜扶正祛邪，调理脾胃为主。

有已汗而热不解，身渍渍①汗出，右关脉大无力，舌胎白嫩，四肢倦怠者，此中气素弱，汗后虚热也，补中益

① 渍渍：满身汗水的样子。

气汤主之。汗止身凉而愈，升柴须蜜炙。以上参《治法汇》。

疫邪传里，毒攻肠胃，脐腹大痛，下利鲜血或黑臭水，小便不利，身热大渴，六脉洪数，舌胎黄燥如刺，或红刺如杨梅状，当急治之，宜鲜生地二两，生大黄五钱，净银花五钱，黄连一钱，黄芩、丹皮、赤芍各钱半，生甘草五分下之清之。

疫邪传里，目赤而红，六脉洪大，舌黄燥刺，此热毒传遍三焦，经络闭塞，荣卫不通，以致汗不得出，斑不得透，大热烦渴不解，宜三黄石膏汤去黄柏，加连翘、银花、牛蒡子，表里兼解之，俾汗斑并透而解，妙在麻黄石膏。

若遇天时亢旱，热疫流行，毒蕴三焦，目赤舌绛，斑疹丹赤，汗出津津，阳明血热便闭，宜凉膈散去芒硝，加鲜生地、牛蒡子、人中黄清之。

疫邪发于岁荒之后，凡流离饥民，无不一病即死者。由于劳役饥寒，脾胃早伤，虽感微邪，亦不禁也，故治此者，须调补脾胃为主，补中益气、六君子之类微加表药治之。

凡遇疫症，诊得右关脉虚大或软弱者，即中气虚也，当补以汗之，补中益气加羌活、紫苏。如诊得寸软尺迟者，此营卫两虚之症也，当以归芪建中汤加防风汗之。凡治虚症，宜外邪轻可治，若外见重症而脉虚细无神者，死。

凡治虚症，详于景岳瘟疫门，汗补温清吐下六法中，须阅之。以上诸条系新法，前三条实症，后三条虚症。

疫邪吸秽浊入手经宜逐秽解毒

六气之外另有一种厉气①，乃天地秽恶之气，都从口鼻吸入，直行中道，流布三焦，非比伤寒六经，可汗可下也。嘉言先生以逐秽为第一义，上焦如雾，升而逐之，中焦如沤，疏而逐之，下焦如渎，决而逐之，并以解毒兼之，营卫既通，乘势追拔，勿使潜滋，此喻氏心法也。叶天士先生谓疫邪从口鼻吸入，上焦心肺先受，如喉哑、喉痛、口糜、舌燥者，先入于肺也，渐至神昏舌绛者，邪由肺系干于心胞络也，故初病喉痛、舌燥，最怕窍闭、神昏。先生立法，清解中必佐芳香，宣窍逐秽，如犀角、银花、菖蒲、郁金之类，兼服至宝丹，以有灵之物内通心窍，搜剔幽微。又谓吸入疫邪，三焦均受，由卫及营，久则血分渐瘀，邪与三焦相溷，愈热愈结，理宜咸苦大制之法，然恐性速，直走下焦，仍用轻扬理上加金汁、银花露之类，此又先生法中之妙法也。

疫邪入上焦　如口糜、丹疹、喉哑、咽痛，舌胎红中间白，或白中兼红，此邪在肺与胞络也，宜犀角、鲜牛地、元参、连翘、石菖蒲、川郁金、牛蒡子、射干、银花、人中黄之类。

---

① 厉气：瘟疫之气。

疫邪入膻中　如见舌胎鲜红，神昏谵语，或发丹疹，或兼喉痛，疫邪逆传膻中也。非比伤寒客邪，无庸发散，亦非停滞里症，无庸消导，治当清血络以防内闭，大宜解毒逐秽，宣窍开闭，如犀角、连翘、元参、生地、银花、人中黄、川郁金、石菖蒲、西黄、琥珀之类，兼用至宝丹。

疫邪遍三焦　疫疠秽邪，从口鼻吸入，分布三焦，久则血分渐瘀，其邪愈深，其热愈结，当以苦咸之制，仍是轻扬理上为治，如犀角水、银花露、白金汁、西瓜翠衣、栝蒌皮、黑元参之类。以上参《叶案》。

吴又可法摘要

凡瘟疫，如见舌胎白如粉者，其邪已入募原，汗之必不解，当用达原饮，以透膜原之邪。看兼何经，加入引经表药，如兼太阳加羌活，阳明加葛根，少阳加柴胡。如舌胎薄而不厚，脉不甚数者，感之轻也，可从汗解。如感之重者，舌胎必厚，脉必数，纵服药，邪必内陷，但看舌胎渐渐黄燥，此邪渐入于胃也，前方加大黄下之。若脉洪长而数，汗大出，此邪适离膜原，初入阳明，白虎证也。舌上纯黄燥刺，又兼里症，此邪已入胃腑，承气汤选用。

疫症有两三日即离膜原者，有一旬半月不传者，有初得之，四五日厌厌聂聂①，至五六日陡然势张者。

---

①　厌厌聂聂：形容病情轻缓的样子。

疫邪为病，有从战汗解者，有从自汗盗汗不解者，有无汗竟归于胃者，有胃气壅抑，必从下后而得战汗解者，有汗解未尽，越三四日复热者，有发黄因下而复热发斑者，有竟从发斑而愈者，有里症急，虽得斑不愈者。

疫毒甚者，日有三变：初起一二日，舌胎白如粉，早服达原饮一服，午后舌变黄色，胸膈满痛，大渴烦躁，此毒邪传里也，前方加大黄下之，烦躁稍减；旁①晚复加烦躁大热，通舌变黑刺，鼻生烟煤，此毒邪最重，复合聚于胃，急用承气汤下之；至夜半热退，次早胎刺如失。此数日之法，一日行之，因其②毒盛变速，故用药不得不紧，设用缓药，必无救矣，每见瘟疫二三日即死者，皆此类也。

疫病失下，自利纯臭水，昼夜十数行，口燥，唇干，舌裂，腹满鞕痛，此热结旁漏也，急以承气下之，以去宿垢，其利自止。若胃热失下，郁而为黄，热更不减，搏血为瘀，故经气不为热瘀郁不致发黄，热邪不干血分不致蓄血。若同受其邪，则发黄而兼蓄血，非蓄血而致发黄也，但蓄血一行，热随血走，黄随热泄，故治黄茵陈蒿汤，治畜血桃仁承气汤去桂枝、甘草，加丹皮、归尾、赤芍。

---

① 旁：通"傍"，接近。《说文通训定声·壮部》："旁，段借为'傍'。"

② 其：原作"甚"，据陆懋修本改。

瘟疫九传

但表不里

疫之传有九，然亦不出表里之间而已。但表不里者，其证头疼、身痛、发热而复凛凛[①]，内无胸满等症，谷食如常，此邪传外，由肌表而出，或斑消，或汗解为顺，轻剂可愈。有汗出不彻而热不退者，宜白虎汤。或斑出不透而热不退者，宜举斑汤。有斑汗并行而并不透，合用煎汤。

但里不表

但里不表者，惟胸膈痞闷，欲吐不吐，吐而不快，宜瓜蒂散吐之。若邪传里之中下二焦则心腹胀满，不吐不呕，或燥结便闭，或热结旁漏，或热结下利，或大肠胶闭，并宜承气辈。有里而再里，或至于三，皆依前法。

表而再表

表而再表者，所发未尽，膜原尚有隐伏之邪，故三四日后，依前发热，脉洪而数，及其解也，斑者仍斑，汗者仍汗而愈。至于三表者，亦稀有也。

表里分传

表里分传，始则邪气伏于膜原，尚在半表半里，二证俱见，必先通其里，令里邪去，自能达表，或斑或汗，随其性而升泄之。病退而热未除者，膜原尚有未尽之邪也，

---

① 凛凛：形容寒冷的样子。

宜三消饮调之。若分传至再至三，未之频见，照前同治。

再表再里

有再表再里，或再表里分传者，医家不解，反责病人不善调养以致反复，病家不解，反咎医师疏于救治，彼此归怨，胥失之矣。不知病势之当然，其气性如此。

先表后里

先表后里者，始则但有表证而无里症，宜达原饮。有三阳经症者，加三阳经药，继而脉大而数，自汗而渴，邪离膜原，未能出表，宜白虎汤辛凉解散，邪从汗解，脉静身凉而愈。二三日后，或四五日后，依然发热，尚宜达原饮。至后反加胸满腹胀、不思谷食、烦渴等证，加大黄下之。

先里后表

先里后表者，始则发热，渐加里证，下之便愈，后复发热，反加烦疼，身重脉浮者，宜白虎汤主之。不得汗者，津液枯竭也，加人参，覆杯即愈。若大汗大下后，表里之证悉去，继而一身尽痛，身如被杖，脉沉细者，此汗出太过，阳气不周，骨寒而痛，非表证也，此不必治，二三日后阳回自愈。

表证偏胜

表证偏胜者，膜原之伏邪发时，传表之邪多，传里之邪少，当治其表，里证兼之。

里证偏胜

若里证多而表证少，但当治其里，而表证自愈。

大头瘟

即大头天行，宜普济消毒饮。

捻颈瘟

头与咽中肿胀，喉痛，声不出，即虾蟆瘟，宜荆防败毒散。

瓜瓤瘟

胸高而起，呕血如汁是也，生犀饮。

杨梅瘟

遍身紫块，忽然发出霉疮是也。刺块出血，宜清热解毒，人中黄丸。

疙瘩瘟

发块如瘤，遍身流走，旦发夕死者是也。用三棱针刺入委中三分，出血，服人中黄散。

绞肠瘟

肠鸣，腹痛，干呕，水泄不通者是也。探吐之，宜双解散。

软脚瘟

便清泄白，足肿难移者是也，即湿温症，宜苍术白虎汤。

瘟疫脉候 附录

凡瘟疫脉洪大滑数，而数中兼缓者可治，紧数甚者难治。身大热而脉沉涩细小，足冷者危。瘟病四五日，身热腹满而吐，脉细而弦强者，十二日死。瘟病二三日，头痛腹满，脉直而疾者，八日死。瘟病八九日，头身不痛，色不变而利不止，心下坚而脉大者，十七日死。

暑证中暍同，合参

按暑与暍，皆日气也，不必分属。动而得之为中暍，静而得之为中暑，其说出自洁古，后人因之，未可据为确论也。盖动静不过劳逸之分，既均受暑，治法不甚相远，至于阴暑，尤宜速辨。夫当盛暑之时，炎火若炙，静处深堂大厦，正以避暑，不近烈日，炎暑何来？即膏粱深处，亦有中暑之症者，盖不能无冒暑应接，正在动中得之耳，此静中之动，即洁古所称静得之暑也。若乃纳凉于水阁山房，或感冒微风，或静夜着凉，此外受阴寒，遏其周身阳气，以致头痛恶寒，肤热无汗等症者，当以辛温之剂微微表散。至若浮瓜沉李，冷水寒冰，以伤胃中之阳，又当温中散寒，此乃暑月感寒之症，不得以阴暑名之。然以辛温治阴暑，其弊在命名，若薛氏以温热之品治中暍，则贻害不浅矣。窃假为辨正，以免后学之感①。

暑伤气分　凡吸入致病，上焦气分先受，舌白边红，呕恶烦渴，咳嗽喘急，二便不爽，脉右大者，此暑邪阻于上焦气分也，宜杏仁、石膏、半夏、厚朴、栀皮、豆豉、

---

① 感：据文义当作"惑"，疑形近而讹。

郁金、竹茹之类。如热邪内迫，肺气郁闭而致胸中胀闷者，宜栀子豉汤加枳实、川郁金、杏仁、半夏、白蔻、滑石、连翘、蒌皮、黄芩之类。

暑袭肺卫　如身热头胀脘闷，咳呛不已者，此暑邪外袭，干肺卫也，宜清上焦，甜杏仁滑石粉各三钱，香薷七分，白蔻五分，通草一钱五分，丝瓜叶三钱。如暑风外袭肺卫，气阻发热，畏风头胀咳呛，防作肺疟，宜香薷、杏仁、桔梗、连翘、六一散、丝瓜叶。

肺伤痰喘　暑风热气伤肺，身热，痰嗽而喘，宜桑、杏、连翘、石膏、淡竹叶、橘红、瓜蒌皮、苡仁、芦根之类。喉痛，加射干、牛蒡；小水不利，加六一散；头胀，加鲜荷叶。如暑湿伤气，午后痰喘更加者，肺先受病也，亦宜清理上焦，为无形气分之治，如芦根、杏仁、蒌霜、苡仁、橘红、川贝、西瓜翠衣、通草、茯苓皮之类。

暑湿伤胃　凡身热，中焦痞满，不肌①不纳，二便不爽，此暑热伤于中焦气分，热痰聚胃所致，宜苦辛泄降，半夏泻心去甘草、干姜，加杏仁、枳实。

暑入营分　凡身热，心烦，面赤，舌绛，神呆，夜寐不安，此暑邪入心也，辰砂六一散加川郁金、川连之类，或犀角尖、鲜生地、石菖蒲、川郁金、连翘、银花之类。

暑入膻中　如暑邪初伤气分，发热口渴，失治则邪传

---

① 肌：据文义当作"饥"，疑形近而讹。

膻中，舌形绛缩，小便赤涩，鼻煤裂血，耳聋神昏，此邪由气分漫①延及血分，最怕内闭外脱，急用犀角尖、石菖蒲、川郁金、鲜生地、银花、连翘、元参、西黄之类。

暑入阳明　凡大热，大渴，干呕，唇燥，舌胎黄厚，六脉洪数，此暑邪入于阳明也，黄连香薷饮及益元散。大热大渴大汗者，白虎汤。

暑入膜原　秽暑从口鼻吸入，结于募原则必脘闷，寒热，治宜清疏募原，如广藿梗、川郁金、槟榔、厚朴、草蔻、青皮、滑石、连翘、紫苏、黄芩之类。

暑入厥阴　凡四肢不热，中心如焚，舌灰黑，消渴，心下板实，呕恶吐蛔，寒热似疟者，此暑邪陷于厥阴也，病势最危，治宜酸苦泄热，扶正祛邪，须人参、枳实、川连、干姜、黄芩、白芍、椒梅。

暑毒入肠　如冒暑饮酒，引暑毒入于肠内，酒与暑并，大热大渴，小便不利，其色如血，五苓去桂，加川连、银花、滑石。

伏暑内发　凡潮热，汗出不解，烦渴，呕恶，胸痞，舌胎白带灰黑，小溺赤涩，或自利，此伏暑内发，三焦并受，治宜清理上中为要，如滑石、杏仁、通草、橘红、半夏、厚朴、川连、郁金、黄芩之类。

暑邪成疟　头痛脘闷，舌白而干，四肢麻痹，脉左劲

---

① 如暑邪……气分漫：原文书为小字，据文义改为正文字体。

右濡，寒热不止，此暑邪入里，蒙闭清窍而疟作也，治宜清理上焦，如连翘、滑石、杏仁、川郁金、淡竹叶、半夏、蒌皮、贝母之类。

伤暑兼感寒　小暑后先触暑邪，复感寒邪，而病身热头痛，恶寒烦渴，无汗，或自汗，脉虚数，舌胎白者，此属伤暑后复感寒，邪在肺胃间也，宜紫苏、薄荷、香薷、青蒿、滑石、厚朴、通草之类。腹胀加枳实、腹皮。挟食加楂肉、青皮。舌黄干呕加姜制川连。劳役辛苦之人，日间冒暑，夜间乘凉而病头痛寒热似疟者，六和汤①加减和之。

冒暑兼停饮　有因暑热而饮凉水太多，以致水停心下，遏伏暑邪，证见大热烦渴，胸膈痞闷，或兼喘急，小水不利，或身重疼痛，右脉微弱，仲景用一物瓜蒂散吐之。如用五苓去术，加紫苏、厚朴、通草，散而利之亦解。舌黄燥者，加入制川连。

冒暑兼伤冷②有因伤暑口渴，恣食生冷瓜果，以致寒包暑邪，宜六和汤去人参、扁豆，加楂肉。凡胸腹闷痛，舌胎中白边红，气口脉微弱而身大热者，此即寒包暑之暴症也，若缓发，非疟即痢矣。

暑挟湿　凡暑必挟湿，湿为重浊之邪，暑乃熏蒸之

---

①　六和汤：方名。出自《太平惠民和剂局方》。由砂仁、半夏、杏仁、人参、炙甘草、茯苓、藿香叶、白扁豆、香薷、厚朴等组成，主治心脾不调，气不升降，霍乱转筋，呕吐泄泻，冒暑伏热烦闷，或成痢疾等症。

②　冷：道光本作"生冷"，义胜。

气，热处湿中，湿热相蒸，阻于气分，当治在手太阴。若治不中窾，其邪无处发泄则渐走营分，侵入血中。其症神昏谵语，舌色绛赤，或咯痰带血。若上蒙清窍，则耳聋无闻，上焦不解，漫延中下，则胸腹板闷，二便不利，即为湿温重症，治当急清三焦，如滑石、石膏、寒水石、杏仁、银花、竹茹、枳实、通草、金汁之类，嗣①用犀角、连翘、银花、鲜地、元参、川贝、知母、淡竹叶、绿豆皮之类清营分以养胃阴。

暑挟痧　暑兼秽气，从口鼻吸入，亦头疼，恶寒，发热，或手足指冷，脉沉伏，饱闷呕恶，或腹痛泄泻，治宜清暑兼逐秽，如广藿梗、川郁金、紫苏、青蒿、厚朴、茯苓皮、滑石粉、连翘、草蔻、通草之类清之。有食加青皮、楂肉、枳实。有触暑秽，腹痛，误饮姜糖汤而成霍乱，吐泻不得，六脉俱伏，绞肠痛欲死者，此内闭也，外用放痧、提痧、刮痧等法，内急以川郁金、石菖蒲、西黄另冲、川连、草蔻、藿香、木香、滑石、通草等投之，以开闭逐秽。

暑挟食　凡头痛、背寒、发热、自汗、脉左虚右滑、畏食、胸闷者，伤暑兼伤食也，宜藿香、厚朴、青皮、香薷、神曲、楂肉、枳实、麦芽、紫苏、滑石之类疏之清之。

---

①　嗣：表示事情连续发生，犹接着，随后。

邪结下焦　暑湿合邪，郁结下焦气分，以致小腹硬满，大便不下，舌胎白兼微黄，此下焦气分结邪，勿以伤寒液涸便秘治之，宜猪苓、赤苓、滑石、通草、淡竹叶、晚蚕砂、皂荚子之类以解下焦气分之结，二便自通矣。

动暑　行人农夫于日中劳役得之，为中暍。暍，即暑也，其证头痛、发躁、恶热，扪之肌肤大热，大渴引饮，汗大泄，无气亦动，乃天热外伤元气，宜益气清暑为治。按仲景云：太阳中热，暍是也，汗出恶寒，身热而渴，白虎汤加人参主之①。夫元气为热邪所伤，以致大热大渴，汗出不已，故以人参益气，石膏清暑，乃至精至当之法，何后人以东垣清暑益气汤代之？吾恐暑邪正盛，升葛之升，芪术之闭，宁不助邪增病耶？惟生脉散加石膏可以代之，然形气壮实者，只服六一散亦解。东垣此汤乃治暑月湿热伤气，脾胃受病之缓症也，若以之治中暑则谬矣。

静暑　静处高堂大厦之中，虽无暑气，然偶或冒暑应接亦能中暑，如迎宾送客，观荷暴书②之类，偶触暑邪是也。更有斗室低楼，热气外逼，即静处室中，亦能吸受暑邪，俱当以正暑治之。

阴暑　按方书以大顺散③治阴暑，非暑也，乃暑月所

---

①　太阳中热……主之：语出《金匮要略·痉湿暍病脉证治》。
②　暴书：即曝书。晒书之意。
③　大顺散：方名。出自《太平惠民和剂局方》。由甘草、干姜、杏仁、肉桂组成，主治冒暑伏热，引饮过多，脾胃受湿，阴阳气逆，霍乱呕吐，脏腑不调等症。

受之阴寒也。然大顺散药经炒熟，重用甘草，虽有杏仁下气，皆主甘温守中，并无散寒破结之能，即内伤生冷，外受阴寒，亦非所宜。至若无病之人，避暑山房水阁，过于贪凉，感冒微风，以致寒热无汗，或头疼、恶寒、发热，是周身阳气为寒所遏也，当从伤寒治，轻轻温散可也，苏、薄、藿、朴之类。如恣食瓜果，内伤生冷，以致腹痛吐泻，脉沉迟，手足厥冷者，此即太阴中寒也，理中加藿香、厚朴主之。

阳暑　此即动暑，见前。以上合参《治法汇》《叶案》《暑症全书》。

暑风　暑月病人，忽然手足搐挛者，暑风也，香薷饮加羌、防。呕恶加藿香、陈皮，小便不利加二苓、泽泻、滑石，有痰加半夏，渴易瓜蒌，泻不止加苍术，转筋加木瓜。势重者，手足挛搐，角弓反张，如中恶状，亦有先病热，服表药后，渐成风者，谵语狂呼浪走，气力百倍，亦暑气也，以寒凉攻劫之，兼解散化痰。

暑瘵　盛暑之月，火能烁金，不禁辛酒，脾火暴甚，劳热躁扰，火动心脾，令人咳嗽气喘，骤然吐血、衄血，头目不清，膈中烦扰不宁，即童稚老夫，间有此病。昧者以为劳瘵，不知火载血上，非真阴亏损而为虚劳者比也，宜清暑凉血，如荷叶汁、鲜生地、元参、知母、石膏、郁金、连翘、杏仁、象贝之类。

暑疡　凡痈疽毒疮，发热有时，晡热旦止。若夏月间，有患头面外项赤肿，或腿足焮肿，长至数寸，不能步履，人皆疑为疮毒，但头痛内躁，昼夜发热不止，自与疮毒异，宜清暑解毒，如川连、石膏之类。暑毒一解，其肿自消，亦无脓血也。

暑疮　盛暑之时，有遍身发泡，如碗如杯，如李如桃，晶莹脆薄，中含臭水，此湿热之水，泛于肌表也，黄连香薷解毒汤之类。若口疳臭秽，凉膈散效，外用鲜莲花瓣贴疮上，一周时平复。以上四条出《暑症全书》。

湿症_{合参}

张司农谓暑邪之害甚于寒，因作《暑症全书》济世，窃以为湿邪之害，更有甚于暑者。盖盛暑之时必兼湿，而湿盛之时不兼暑；暑邪止从外入，而湿邪兼乎内外；暑邪为病，骤而易见，湿邪为病，缓而难知。凡处泽国水乡者，于湿症尤宜加察焉。如外感之湿着于肌表者，或从雨雾中而得，或从地气潮湿中而得，或上受，或下受，或遍体均受，皆当以解肌法微汗之。兼风者，微微表散，兼寒者，佐以温药，兼热者，佐以清药，此外受湿邪之治也。如内生之湿，留于藏府者，乃从饮食中得之，凡膏粱酒醴、甜腻厚味，及嗜茶汤瓜果之类，皆致内湿，治法不外上开肺气、下通膀胱、中理脾阳为治。然阳体多成湿火，而阴体多患寒湿，又当察其体质阴阳为治，用药之法，当以苦辛寒治湿热，苦辛温治寒湿，概以淡渗佐之，甘酸腻浊之品，在所禁用。前太阴新法内，已陈湿邪之概，兹特参湿邪之兼症，而以表里三焦分治焉。若夫湿邪变幻之态，为病非一，当以杂症各门求之可也。

脾虚多中湿，一身尽痛为湿，有表有里，有湿热，有寒湿，有风湿。

湿痹　痹者，痹着不去也。论曰：太阳病，关节疼痛而烦，脉沉而细者，此名中湿，亦曰湿痹。其候小便不利，大便反快，但当利其小便①，此宜五苓散主之，发黄加茵陈。

风湿　病者一身尽疼，发热，日晡剧者，此名风。此病伤于汗出当风，或久伤取冷所致也，可与麻黄杏仁薏苡甘草汤。又曰风湿，脉浮、身重、汗出恶风者，防己黄芪汤主之。风湿相搏，一身尽疼痛，法当汗出而解，值天阴雨不止，医云此可发汗。汗之病不愈者，何也？盖发其汗，汗大出者，但风气去，湿气在，故不愈也。若治风湿者，发其汗，但微微似欲汗出者，风湿俱去也。

头中寒湿　湿家病，身疼发热，面黄而喘，头痛，鼻塞而烦，其脉大，自能饮食，腹中和，无病，病在头中寒湿，故鼻塞，纳药鼻中则愈，用香瓜蒂一味为末，吹鼻中，黄水立下则愈。湿家下之，额上汗出，微喘，小便利者死。若下利不止者，亦死。以上述《金匮》。

表湿　关节疼痛，脉浮而濡，四肢痿弱，此湿邪在表

---

① 太阳病……利其小便：语出《金匮要略·痉湿暍病脉证治》。

也。小便利者，桂枝汤加川羌、白术等微汗之。小便不利者，五苓散加减。

中湿　若关节重痛，浮肿，喘满，腹胀烦闷，昏不知人，脉沉而缓，或沉而细，此名中湿，宜升阳除湿汤，或白术酒。

破伤湿　有破伤处，因澡浴，湿气从疮口入，其人昏迷沉重，状类中湿，名破伤湿，宜白术酒。

湿热　脉濡细而数，发热身痛，小水短涩，或身目俱黄，属湿热，宜五苓散，加生栀、黄柏、茵陈、秦艽。

寒湿　脉沉迟而濡，身无热，但吐泻，口不渴，小水清利，身痛重着，或手足肿痛者，为寒湿，宜分渗兼温中，胃苓汤加炮姜、木瓜，重者加附子。按论云：湿家，其人但头汗出，背强，欲得被覆向火者，此寒湿也①。又云：伤寒八九日，风湿相搏，身体疼痛，不能自转侧，不呕不渴，脉浮虚而涩者，桂枝附子汤主之，亦风湿兼寒也。

风湿　脉浮身重，不能转侧，自汗，或额上多汗，此乃先伤于湿，又冒风所致，宜微汗之，渍渍然似欲汗者，风湿俱去矣，大羌活汤。

湿痰　脉沉缓而滑，四肢流注，或项背强，恒见于肥白人，属湿痰，宜二陈、二术、桂枝、羌活等加减。

---

①　湿家……此寒湿也：语出《伤寒论·辨痓湿暍脉证》。

脾胃受湿则沉困无力，怠惰好睡，须二术为君，上部湿，苍术①最烈，下部湿，升麻提之。外湿宜表散，内湿宜渗泄，湿盛身痛，羌活胜湿汤、平胃散之类。风湿相搏，一身尽痛，自汗者，防己黄芪汤。湿盛身痛，小便不利，体重发渴者，五苓散加川羌一倍，煎服妙。以上诸条参《治法汇》。

湿着肌表　如发热身痛，脘闷不渴，舌胎白腻，或汗出不解，此湿邪着于肌躯之表也，宜解肌渗湿，如桂枝、秦艽、紫苏、二陈、厚朴、姜皮、茯苓皮之类。

湿留气分　凡发热身痛，汗出则解，继而复热，脉来濡缓，舌胎白腻，此湿邪阻于气分，热自湿中来，徒用清热药不应，宜茯苓皮、大腹皮、滑石粉、黄芩、通草、半夏、猪苓之类以逐气分之湿，热自除矣。

太阴湿伏　凡身体沉重，不能转侧，四肢乍冷，目黄，脘痞，自利，语言欲塞者，此湿邪伏于太阴，以致脾阳不运而然也，宜健脾兼分利，茅术、厚朴、茯苓皮、草蔻、菖蒲、广皮、木瓜、泽泻之类。如口内生白痦而仍不渴者，此湿滞于中，气蒸于上也，治在气分，茅术、米仁、猪苓、泽泻、广皮、桔梗、寒水石之类。如痞结胸满，饮食不进，舌黄微渴，此湿热伤脾也，宜泻心法，半夏、茯苓、川连、厚朴、茅术、通草。

湿热内结　如寒热腹满，小便不利，此湿热内结也，

---

① 术：原作"木"，据文义改。

宜走湿清热，茅术、赤小豆、茵陈、茯苓皮、厚朴、黄柏、泽泻之类。

酒湿伤胃　脘中食阻，痛而呕吐，或目色金黄，此酒湿伤胃所致，宜以苦辛寒为治，半夏、枳实、姜汁、黄连、豆豉、茵陈之类。

湿兼痧秽　秽湿从口鼻吸入则募原先受，分布营卫，先呕逆，次寒热，头胀身痛，小便不通，舌胎白腻，渴不多饮，当以芳香淡渗兼施，俾秽湿浊邪可以分消，宜广皮、藿梗、郁金、茅术、米仁、茯苓皮、猪苓、大腹皮、石菖蒲、通草。

湿热兼秽　暑湿兼秽气，都从口鼻触入，必由募原以走中道。踞募原则寒热交作，走中道则不食不饥、口渴、舌黄、胸痞、腹胀，治宜清热开郁，兼芳香逐秽，栀豉汤加藿香、川郁金、白蔻、枳实、制连、蒌皮、桔梗之类。若小水不利，加赤小豆、赤茯苓之类。腹胀甚，加厚朴、大腹皮。

湿热为痹　外受湿热之邪，内进甜腻之物，则湿聚热蒸，蕴于经络，寒战热炽，骨骱①烦疼，舌胎灰腻，面目痿黄，此湿热入于经络为痹也。湿家忌汗，宜苦味辛通为治，防己、杏仁、滑石、半夏、米仁、连翘、山栀、野赤豆皮、路路通之类。更有暑湿风邪混杂，阻于气分，气不

---

① 骱（jiè 借）：骨节相连接处。

主宣，右肢若废，头胀胸痞，法当通阳驱邪，杏仁三钱、生米仁三钱、桂枝五分、厚朴一钱、半夏一钱五分、汉防己一钱五分、白蒺藜二钱、片姜黄一钱。

三焦湿郁　发热后，神识渐昏，小腹硬满，大便不下，此暑湿气蒸，弥漫三焦，乃诸窍阻塞之兆，气分结邪，忌用滋腻，须桂苓甘露饮法，茯苓、猪苓、滑石、寒水石、晚蚕砂、皂荚子去皮。以上参《叶案》。

湿　温

夏月头疼，妄言，自汗，身不甚热，两胫逆冷，四肢沉重，胸腹多汗而满，其人先伤于湿，因而中暑，其脉阳涩或弱，阴小而急，不可发汗，汗之名重暍，必死。汗多者，白虎汤加桂枝，汗少者，白虎汤加苍术，或概用苍术白虎汤。述古。

按湿温症，因长夏每多阴雨，得日气煦照，则潮湿上蒸，袭人肌表，着于经络，则发热头胀，身痛，足胫痛，舌胎腻白等症。重者，兼感时邪不正之气，即为湿温疫症。

邪入气分　暑湿之邪，阻于肺，必咽痛，发热，身痛，舌胎黄厚粘腻，烦渴不解，当清上焦，如连翘、桔梗、滑石、射干、米仁、马勃、通草、淡竹叶、银化、芦根之类。如见身发瘰疹，舌黄燥厚，当凉膈疏斑，如连翘、薄荷、生栀、石膏、牛蒡、杏仁、枳实、黄芩之类。

邪乘胞络　湿温之邪，乘于胞络则神识昏呆，发热身痛，四肢不暖，舌胎鲜红燥刺者，宜解手厥阴之邪，如犀角尖、连翘、石菖蒲、川郁金、元参、赤小豆、西黄[①]之属主之。

邪入营分　如湿温之邪，入于血络，舌胎中黄边赤，发为赤斑丹疹，神昏讠占[②]语，宜清疏血分以透斑，佐芳香逐秽以开闭，犀角、连翘、赤芍、银花、牛蒡、菖蒲、郁金、元参、薄荷、人中黄之类。

邪阻上焦　病起发热头胀，渐至耳聋，喉痛欲闭，鼻中衄血，此邪混气之象。邪在上焦空虚之所，非苦寒直达胃中之药可以治，病不能即解，即有昏痉之变，宜轻清理上为治，如连翘、马勃、牛蒡、银花、射干、白金汁。如见呃忒，加枇杷叶、竹茹。以上参《叶案》。

附暑湿秽合邪论

凡暑月霪雨之后，日气煦照，湿浊上腾，人在湿热蒸淫中感之，则暑湿交受，兼溷秽浊之气，人中之，即痧毒也。夫人之正气一虚，暑湿秽浊之邪俱从口鼻吸入，流布三焦。上乘于心，为中痧；中入于胃，为霍乱。踞于募原，为寒热；归于肠胃，为泄泻。盖暑湿之邪，骤发而重者，为湿温，为伤寒；迟发而轻者，为寒热，为晚发。触邪随时即发者，为寒热，为泄泻；伏邪遇秋始发者，则为

① 西黄：原作“西廣”，据文义改。
② 讠占（zhān 沾）语：义同“谵语”。讠占，《康熙字典》：“《集韻》托协切，音帖，妄言也。”

症，为痢矣。一邪之染，为病非一，临症者，可不探本穷原为治哉？

霍乱新法

论云：霍乱，头痛发热，身疼痛。又云：呕吐而利，名霍乱。又云：头痛身疼，恶寒吐利，名曰霍乱。合观之，则霍乱之症始备，盖亦伤寒之类耳。其治法则云热多欲饮水者，五苓散主之。寒多不用水者，理中汤主之。按此皆由阴阳不和，上下拒格不通所致，五苓所以分其清浊，理中所以壮其阳气，皆中焦之治也。参《类方注》。

凡霍乱腹痛吐泻，脉见结促代，或隐伏，或洪大，皆不可断为死。果脉来微细欲绝，少气不语，舌卷囊缩者，不治。

《内经》云：阴阳易位曰霍，升降失常曰乱。按此症四时俱有，夏秋尤多，大抵中宫必有饮食停滞，外犯暑湿痧秽之邪，阻塞中焦，以致清不升，浊不得降，阴阳错乱，得而成斯症。或吐泻并作，或吐而不泻，或利而不吐，或先吐后泻，总属中焦之病。邪上越则吐，下泄则泻，不必分属三焦。

感寒　六脉沉迟，口不渴，小便清利，吐泻并作，或兼腹痛，此名湿霍乱，寒邪重也，宜藿香正气散出入。若大吐大泻，六脉俱伏，手足厥冷，舌胎黑滑者，太阴中寒也，作阴霍乱治，理中汤加附子。

吸暑　面赤口渴，或干呕，或吐泻，舌胎微黄而燥，或白中兼红，胸闷腹痛，此口鼻吸入秽暑而成也，宜辰砂六一散加枳实、厚朴、川连、郁金之类。

暑湿兼秽　如触暑湿痧秽而成霍乱，腹中绞痛，呕恶吐泻，宜清暑湿，兼芳香逐秽，如广藿梗、川郁金、厚朴、枳实、菖蒲、槟榔、赤苓、滑石、腹皮、通草之类。

湿热　嗜酒之人，湿热内着，中宫阻塞而成霍乱。吐泻不得，二便俱秘，呕恶不止，宜泻心法，如半夏、橘红、川连、枳实、栀子、豆豉、滑石粉、茯苓皮、茵陈、泽泻之类。须戒其断米饮甜腻物，以待中宫清肃，否，虽药弗效也。

食挟暑秽　如胃中已停饮食，更兼吸入暑秽，其势必剧。腹痛饱闷，吐泻不得，绞肠大痛，舌黄燥厚，烦渴便闭，急宜清疏中宫，加藿梗、厚朴、川连、枳实、楂肉、麦芽、郁金、青皮、草蔻、滑石之类主之。如未效，腹中板实，大痛难忍，二便不通，舌胎厚黄燥刺，脉弦滑有力，此邪结于肠胃中也，大承气汤下之。如年高气弱，须用枳实、槟榔、生大黄、生梨、鲜生地等以养肠胃之阴，缓下之可也。便通之后，仍戒其勿进米饮甜腻之物，只用芦稷汤养之和之，恐余邪未清故也。

胃伤生冷　如过食生冷，以致心腹胀满，痛泻不已，宜理中加青陈、厚朴、木香，必舌润，口不渴，右脉沉迟是也。

凡霍乱症，无非暑湿、痧秽、饮食凝结而成，忌一切甘腻之物，更忌热油气，犯之必复。患者须远庖厨、坑厕等处，使不犯油气、秽气，方可调治。

凡霍乱症，大忌饮食，即米饮下咽亦死，热汤亦忌，并忌一切甜腻滋补及辛辣之物，惟清爽松利之物可食，如花红、枇杷、生梨、嫩藕之类。

霍乱因伤暑热痧秽者，当以荞麦炒熟作汤服最妙，既能通利以去暑秽，又能和中。环头芦稷汤能去秽痧，止呕吐，尤能养胃和中。

凡治霍乱，宜戒谷食以清胃，惟宜荞麦、芦稷炒熟作汤，用以代茶，既有去邪逐秽之能，又有养胃和中之妙。但荞麦性凉通利，热实之症为宜；芦稷性温和中，中气虚者尤宜。

伤津呕逆　凡霍乱大吐之后，暑湿秽邪已去，胸中通泰，而干呕大渴，舌中心绛燥无胎者，此津液消耗也，急宜鲜生地、钗石斛、麦冬、花粉、北沙参、绿豆皮之类养之。

霍乱转筋　不拘因寒因暑，总加木瓜于药内，邪去，转筋自止。若吐泻已定而筋尚转，是耗其津液而然也，宜养液舒筋，如鲜生地、花粉、钩藤、米仁、木瓜之类。

阴霍乱　凡霍乱，实热症皆中焦胃病，寒症即胃伤生冷，太阴感寒是也，治法俱见前。阴霍乱者，乃少阴症，初起吐利，脉沉伏，手足冷，其舌形胖嫩淡红，不渴者是也，四逆汤、理阴煎之类，察其宜刚宜柔投之。如见舌胎紫色而干，口渴干呕者，当以金水六君煎和之。如见舌形胖嫩而色黑滑者，是太阴中寒，理中症也，不可认作少阴。凡治太阴，药宜刚燥；治少阴，药宜温润。

有少阴伤寒，先从吐泻而起，但看舌形紫色无胎，或舌中微白而四畔红绛，六脉沉细，似寐非寐者，即是少阴伤寒，治当益阴和中，不可作霍乱治。凡病起吐泻而舌上有胎，或黄或白者，方是霍乱，否则瘟疹未透也，缘二症中有湿热之邪，故生胎。少阴乃虚症所发，故舌但紫绛，或淡红而无胎，临症者辨之。

凡霍乱吐泻发于夏秋之间，固宜察其暑湿秽食之邪为治。若治之不效，或兼呕吐烦闷，脉伏足冷之症者，又当察其是否瘟疹痰饮，不可草率也。

干霍乱　欲吐不吐，欲泻不泻，腹痛欲死，俗名绞肠痧是也，急用淡盐汤，或葱矾水，用鹅羽探吐，得吐则生，不吐则死。吐后方用理气和中清疏之剂，随症治之。

如已成闭症，神昏不语，放痧、刮痧等法俱不效者，急以盐填满脐孔灸之，不计壮数。

干霍乱，神昏不语，形脱者不治。如开声神清，但吐泻不得，绞肠痛欲死者，急用探吐法，并放痧、刮痧之法，毒气以下行为顺，景岳刮痧法妙。

如见痞满燥实，脐旁耕痛①不可忍者，下症也，急以

---

①　耕痛：陆懋修本作"硬痛"。

承气汤下之。此以提吐为逆，达下为顺也。

凡干霍乱，神昏不语而形脉不脱者，可治，脉伏而形神不失者，亦可治。或按穴放痧，或背心刮痧，再以川郁金、石菖蒲、广藿梗、滑石粉、通草等煎汤，冲入西黄二分投之。

干霍乱，神昏不语，六脉沉伏，是否兼火当清者，是否兼寒当温者，但察其唇齿舌胎之燥润以别之。

干霍乱，大痛难忍，大汗大渴，舌黄燥刺，用黄连绞水服之。汗止者生，汗不止者死。

霍乱发燥，地浆水冷服之。

绞肠痛，荞麦汤冷服之。

呕吐不休，环头芦稷汤冷服之。

霍乱腹痛，行气逐秽药不效者，飞盐点汤冷服之。

探吐法　以阴阳水对冲，先以刀烧红，置盐一撮于刀上，即以热盐冲水中，和匀，令病人饮之，居密室中，以布袱拴紧其腹，将鹅羽探吐，得吐则生，不吐则死。如醒时切不可与粥饮，与之立死；不可与热汤，与之则心闭而死。

晚发参《叶案》

晚发者，夏受暑湿之邪，留伏于里，至秋新邪引动而发也。其症与疟疾相似，但寒热模糊，脉象沉滞，古胎粘腻，脘痞烦闷，午后更热，天明汗解，或无汗，清晨稍解。此暑湿之邪，留着于里，最难骤愈，治法不外三焦主治。在上焦则舌胎白腻，头胀，身痛，肢疼，胸闷，咽干，溺涩等症，当泄气分之热，宜连翘、杏仁、滑石、薄荷、橘红、通草、半夏、桔梗。热邪重，加黄芩、芦根；湿邪重，加白蔻、厚朴。在中焦则舌胎微黄粘腻，痞闷胸满，或目黄舌白，口渴溺赤，宜湿热兼治，用泻心法，半夏、陈皮、赤苓、枳实、川连、通草之类。若湿邪重则脾阳受伤，目黄，腹胀，小溲不利，或大便不实，又宜温中去湿，如茅术、厚朴、二苓、泽泻、木香、木瓜之类，湿甚，加干姜。湿热结于下焦气分，必兼小腹胀满，小便不利，宜茯苓、猪苓、滑石、寒水石、晚蚕砂、茵陈、泽泻之类，桂苓甘露饮亦可。若暑湿之邪入于营分，则口渴，心烦，舌赤，宜清营分之邪，犀角、鲜地、菖蒲、元参、连翘、银花之类。若舌胎中黄边绛，齿燥唇焦，脉左数右大，此暑邪内燔，气血两伤也，玉女煎。

脚气述古

初起发寒热，殊类伤寒，第脚膝痛，或肿，与伤寒异，属湿热。虽由坐卧湿地，与湿水而得，久之必湿化为热，初宜发散，后兼分利，与湿症同法。

主治大法　用茅术、紫苏、二活、秦艽、米仁等以去风湿，兼利关节。黄柏、黄芩以清热，防己、木瓜、萆薢以达下，消肿利湿。槟榔、陈皮以行气，后佐以血分药调之，川断、芎、归、丹参之类。

攻胃呕逆，二陈平胃加木瓜。小水不利，五苓散。

攻心则恍惚谬妄，呕吐不食，眠卧不安，左寸乍大乍小，乍有乍无，不治。

邪客三阳，属表，见寒热拘急，宜汗；邪客三阴，属里，见二便阻涩，宜渗利。

鸡鸣散，治脚气肿痛，寒湿流注，筋脉浮肿，最验。

槟榔_{为君重用} 陈皮_{盐水炒} 吴萸_{少许盐水炒} 木瓜 紫苏 桔梗 生姜

鸡鸣时服，天明，大便见黑色粪，是湿毒已下也。

虚烦_{述古}

虚烦者，因虚而烦躁发热也，但不恶寒，头身不痛，与伤寒异耳，虽有热，不可攻热，热去则寒起，诚格言也。如劳役虚烦，身热头痛，气口脉虚大者，即劳倦内伤症也，补中益气汤主之，盖以甘温之品补其中气，升其阳气，其热自止。或少加黄柏，以滋肾阴，其效如神。如劳役虚烦，身热骨疼，腿膝酸软无力，或兼自汗，舌润不渴者，当以归芪建中汤加川断、杜仲主之。

若伤寒烦躁发热，舌燥口渴，妄言日常之事，俗名劳倦，实非也，乃心胞络之火，宜清之，温胆汤加川连、钩藤、淡竹叶。兼痰者，加天竺黄、川贝母。如心气虚而躁烦，不宁不寐者，左寸脉必虚小，当以茯神、远志、枣仁、丹参之类，以补心气。甚者，加辰砂、金箔之类以镇心神。虚甚，加人参。_{新法。}

痰症_{新法}

肺风寒痰 如见憎寒发热，鼻塞头痛，胸满气急，或咳或喘，右寸浮滑，或沉伏者，此风痰在肺也，如舌白而润，口不渴者，痰由寒邪生也，宜二陈汤加桑、杏、前胡、羌活、苏、薄之类微散之，喘加焦麻黄、葶苈子以泻肺。如舌胎白燥，口渴者，肺家津液少也，宜泻白散加前胡、杏仁、橘红、茯苓、象贝、川斛、薄荷、枯芩之类。

肺风热痰　如微寒发热，胸闷气逆，咳嗽兼喘，舌胎黄燥，或白刺，口渴脉数者，此风热客肺生痰也，宜羚羊角、前胡、桑、杏、蒌霜、贝母、枯芩、橘红、薄荷、全福花、淡竹叶之类以去风热，痰自平矣。如痰闭气逆，加竹沥、姜汁润之。

胞络热痰　如伤寒神昏谵语，目睛微定，或舌塞语涩，舌胎尖赤中白而燥者，此热痰乘于胞络也，宜犀角尖、川郁金、石菖蒲、天竺黄、川贝母、钩藤钩、淡竹叶、瓜蒌霜之类主之。如舌绛神呆，痰潮语塞者，内闭也，加西黄。

痰挟痧疹　凡时感伤寒，初起即胸中烦闷，气急痰喘，先用豁痰利气药，痰已行而喘减，但烦闷身热不除，反加耳聋足冷者，此必痰挟痧疹也，急宜透之提之，如羚羊角、连翘、牛蒡、防风、干葛、薄荷、枳壳、桔梗、蝉脱之类。

痧疹挟痰　凡时感初起，烦闷呕恶，手足指冷，寸口脉滞，先用解表透疹之药，疹痧虽透而病势不减，满闷喘急仍在者，此必痧疹兼挟伏痰也，当豁痰以透疹，前胡、杏仁、象贝、瓜蒌、橘红、海石、羚羊、牛蒡、薄荷、桔梗、竹沥、姜汁之类主之，痰行结解，痧疹外达而诸症自平。

络中湿痰　如发热脘闷，胸胁肩背皆痛，此湿痰窃踞肺胃之络，痰气交阻，故痛，宜六安煎①去甘草，加桂枝、钩丁、蒺藜、瓜蒌皮、片姜黄、白僵蚕、木香汁之类通之行之。

痰入肝络　伤寒有解表之后，肢体不能转动者，此痰入于肝络也，当以金星礞石、半夏、瓜蒌、茯苓、陈皮、天虫、全蝎、姜汁炒蒺藜、川桂枝、旋覆花之类以搜入络之痰，肢自遂矣。如未应即以养血药兼之。

解后伏痰　伤寒解表之后，热势稍退，但觉目钝神呆，身重或痛，胸满不畅者，此胃中有伏痰也，右关脉必沉伏或沉滑，宜二陈汤加枳实、瓜蒌、姜汁、竹茹之类豁之行之。

中宫湿痰　如伤寒胸闷，寒热模糊，恶心不渴者，中宫有湿痰也，二陈汤加枳实、厚朴、紫苏、茅术之类和之。

积痰　如发热、胸闷、咳嗽、气急、痰多浓厚者，中宫积痰也，宜燥润并用，如南星、半夏、瓜蒌、海石、枳实、陈皮、茯苓之类，或导痰汤亦可。

---

①　六安煎：方名。出自《景岳全书》。由陈皮、半夏、茯苓、甘草、杏仁、白芥子、生姜组成。主治风寒咳嗽及非风初感，痰滞气逆等症。

解后余痰　凡伤寒汗解后，斑疹已透后，尚觉余热未除，目睛微定者，痰也，眼下黑色者，亦痰也，其证必中脘痞闷，少纳不饥，宜二陈汤加枳实、麦芽和之。

痰饮 参《叶案》

痰饮证治，详于《金匮》，今述其要语冠诸首。

脉沉弦为饮，面色鲜明为饮，治饮当以温药和之。饮家咳嗽，当治饮，不当治咳。外饮治脾，内饮治肾。述仲①景法。

寒邪犯肺饮发　凡外感寒邪，引动宿饮，上逆咳嗽，畏冷发热，当以温药和之，桂枝、淡干姜、半夏、茯苓、杏仁②、炙草。

温邪犯肺饮发　如温邪上犯气分，以致伏饮内发，上扰乘肺，肺气不降，喘不得卧，发热无休，或见咳红，亦属络热，宜桂枝合越脾法，以开太阳，使浊饮下趋，且桂枝得石膏辛凉，仍不碍于温邪之治，石膏、桂枝、半夏、茯苓、泽泻、杏仁、米仁、白芍、甘草。

痰饮挟燥火　凡咳嗽，喉中燥痛或痒，仍不渴饮者，此痰饮挟燥火也。夫脾家有饮，故不渴，而肺家有火，故喉间燥痒也，宜理气分之热，兼逐脾家之饮，勿以喉间燥痛而妄用滋清，半夏、茯苓重用、橘红、杏仁、川郁金、瓜蒌皮、白通草、冰糖炒石膏。此条《新法》。

---

① 仲：原作"中"，据文义改。
② 杏仁：此前原衍"宜"字，据文义删。

阳虚饮泛　如年高脾肾阳虚，气不收纳，痰饮上泛，以致呕咳，或着枕就呛，乃痰饮伏于下焦肾络之中，至阴之界，阳气衰微则形寒畏冷，下气上逆则着枕就呛，治法当以温药和之，宜桂苓术甘汤以和脾，都气饮加熟附、胡桃以治肾。

络中伏饮　如胸胁刺痛，时吐酸饮，脉沉弦而口不渴者，此伏饮在络也，宜桂枝五苓加姜汁炒蒺藜、半夏、全福花主之。

咳嗽呕出涎沫，面色鲜明，不碍饮食者，非中虚也，仍①饮邪，治宜小半夏汤加茯苓、桂枝、杏仁。

伤　食

伤食，亦头痛、恶寒、发热，但身不痛，右关脉短滑，或弦滑，与伤寒异。胸膈饱闷，恶食嗳气，此食滞中脘也，宜辛温消导，紫苏、厚朴、枳实、楂肉、神曲、麦芽之类。兼风寒者，身体拘痛也，加羌、防散之。舌黄口渴者，兼内火也，加连翘、黄芩、莱菔子凉疏之。若兼胀痛甚者，挟痧秽也，加广藿梗、川郁金逐之。按食与痰，乃伤寒兼有之症，临症者必②须兼参可也。

凡停食，胀痛在大腹脐以上者，尚在小肠之间，宜消导，不可下，其痛满在脐及少腹，方是燥屎在于大肠，下

---

① 仍：原作"仁"，据道光本改。
② 者必：原作"必者"，据文义乙正。

之可也。

蓄血

蓄血伤寒者，非因伤寒热瘀蓄血，乃平时劳伤所畜之血也。病不从太阳入，故无恶寒头痛之症，但发热口渴，语言无伦，小便利，大便黑，或胸胁间有痛处，或因血郁心脾，如见鬼状，药不宜凉，亦不可热，当用川郁金、参三七、生楂肉、红花、全归、桃仁、延胡、香附、丹参、泽兰之类和之行之。如舌润不渴者，加肉桂温之。舌燥便秘，加酒制大黄行之。

痧秽

凡痧秽，从口鼻吸入，即从募原流布三焦，便见头痛、恶寒、发热、骨节酸疼，与伤寒相似，但脉沉细，或手足指冷，腹满呕恶，与伤寒异，刺少商穴，其血紫滞者是也，须用川郁金、石菖蒲、广藿香、槟榔、厚朴、青皮、紫苏等以逐秽邪，则募原清肃，三焦通利而愈矣。亦当兼察食痰暑湿为治。

校注后记

一、《伤寒指掌》的版本

1. 确定清嘉庆十二年本为整理校勘之底本

吴贞所著《伤寒指掌》成书于清嘉庆元年（1796），后由其弟友石于嘉庆十二年（1807）刊印于世，共四卷。嘉庆十二年本是现存最早的版本，文字清晰，书版完好。书前附有吴贞自序及太医院院使花映墀序，清晰完整，堪称善本、祖本、足本，故确定为本次整理校注的底本。嘉庆十二年本现存于中科院国家科学图书馆、中国中医科学院图书馆、陕西省中医研究院图书馆等多家图书馆。

2. 确定道光二十四年本为主校本

《伤寒指掌》问世之后，不断再版，传世的刻本、抄本、石印本、铅印本等版本较多。现存清代嘉庆后较好的刻本有清道光二十四年（1844）江公专祠刻本（江春晖藏板），清光绪三年（1877）三星砦刻本。从时间上看这两个版本仅相距三十余年，均保存完好，书版格式基本一致，亦可认为是同一版本的再次出版。经过比较斟酌，最后确定采用出版时间较早的道光二十四年本为主校本。道光本与底本比较，序言和正文基本一致，其不同之处是道光本在最后增补了辑方。

3. 确定 1918 年陆懋修重订本为参校本

1918 年上海鸿宝斋石印陆懋修重订本，是民国时期较早的版本，存世的数量较多，书版质量较高。陆懋修先生是清代著名医家，推崇仲景之学，对伤寒温病有独到见解，又精于临证，屡以经方治愈温热病，在当时极有影响，故确定以陆懋修重订本为参校本。

4. 版本考证中梳理了某些书目中的有关问题

在确定《伤寒指掌》的底本及校本时，我们详细查阅了《全国中医图书联合目录》和《中国中医古籍总目》等目录书籍。两书目均记载《伤寒指掌》的清刻本有：清嘉庆十二年（1807）刻本、清道光二十四年（1844）江公专祠刻本（江春晖藏板）、清道光二十四年（1844）刻本、清光绪三年（1877）三星砦刻本。其中的清道光二十四年（1844）江公专祠刻本（江春晖藏板）和清道光二十四年（1844）刻本，书目上显示为两个版本。同年有两个版本，令人颇感疑惑，经至中国科学院图书馆考察，确定为同一版本，其原因大概是图书馆在统计时省略相关文字所致。相似情况的还有，清末民国初何廉臣重订的《感症宝筏》（即《伤寒指掌》），书目上亦记载为两个版本，一个是绍兴浙东书局铅印，一个是绍兴明强书药局铅印。考察上海中医药大学图书馆馆藏的何廉臣重订本，书前明确写有：宣统三年四月付印，宣统三年九月出版。著作者归安吴贞，重订者山阴何丙元，印刷者绍城清风弄口浙东印书局，总发行所绍城清风弄口明强书药局。很明显，该书是浙东书局印刷，明强书药局发行，而目录书籍记载为两个书局分别出版的两个版本，当是明显的错误。

二、《伤寒指掌》的学术及成就价值

伤寒学派和温病学派是中国医学史上重要的两大学术流派，到了清代中后期，在寒温分立的形势中逐渐产生了寒温融合的趋势。浙江名医吴贞便是这一医学发展趋势的代表。

1. 立足伤寒，融合温病

吴氏认为"凡感四时六淫之邪而病身热者，今人悉以伤寒名之，是伤寒者，热病之总名也"，所以以"伤寒"命名，却包含温病的内容。吴氏首先把外感热病分为三大类，即正病、类病、变病。六气致病，"其因于寒者，自是正病"，如"自霜降以后天气寒冷，感而病者伤寒也"。然而"若夫因暑因湿，因燥因风，因六淫之兼气，或非时之戾气，发为风温、湿温、寒疫等症，皆类伤寒耳"。并进一步说明：近代的伤寒"正病绝少，类症尤多"，"类症虽多，惟温热关于伤寒尤为重要，以今之伤寒，大半属于温热也"。至于变病，系指由误治而出现的一种变症。"变病者，本不应有此病，只因治不中窾，或迁延日久，而变生诸症。"伤寒与类伤寒病热虽同，所因各异，不可概以伤寒法治之。其次，吴氏在辨证上以六经辨证为基础，以卫气营血辨证为补充辨治外感热病。吴氏认为"仲景伤寒，已兼六气；六经主病，已赅杂病，非专主伤寒立言"，因而《伤寒指掌》述六经本病两卷，先古法后新法，古法本《证治准绳》等书，新法参《叶案》等书，将两种辨证方法有机地结合在一起。

2. 以舌为主，兼参脉症

吴氏十分重视舌诊，指出："病之经络、脏腑、营卫、气血、表里、阴阳、寒热、虚实、毕形于舌。故辨证以舌为主，而以脉症兼参之，此要法也。"因此吴氏在总结前人经验的基础上编写察舌辨症歌，是《伤寒指掌》全书的精华部分，至今对中医临床仍然具有重要的指导意义。

《伤寒指掌》记载舌苔80种，其特色有三：①症状舌苔合论。如黏腻是湿邪为患，其属性有寒有热：小便黄量少，大便黏腻不畅是湿热证；小便清白，大便稀薄是寒湿证。②从病势论舌苔。使用下法后，舌苔顿去，而现紫色如猪肝者，此元气下泄，胃阴已绝不治，如舌苔去，现淡红色有神者佳。③重视观察舌形。如书中用燥刺、焦刺、燥涩、杨梅状、圆大胖嫩、紫色圆厚等来描述舌形。

《伤寒指掌》对舌苔的论述，弥补了伤寒六经辨证和温病卫气营血辨证中舌诊的不足。《伤寒论》以脉症立六经提纲而未涉及舌苔，《伤寒指掌》补其不足指出：凡临症，见舌无苔而润，或微白而薄即在太阳，黄苔阳明，红苔少阳，黑苔太阴，紫色少阴，焦紫厥阴阳邪，青滑厥阴阴邪。在《伤寒指掌》中还补充了疾病三阴阶段的寒性舌苔，充实了六经的内容。《伤寒指掌》还系统地论述了温病卫气营血各阶段的舌苔变化。卫气分是疾病的早期阶段，常常反映在舌苔的变化上；营血分是疾病的后期阶段，常常反映在舌质的变化上。即"气分之邪，于舌之黄白取之；营分之邪，于舌之绛取之"补充了叶氏之不足。

3. 治学严谨，见解独到

《伤寒指掌》中记载了吴氏许多精辟的见解，体现了吴氏治学之严谨。他对前人的经验总是持审慎的态度。如《金匮要略》中记载的"百合病"，吴氏承认自己虽"尝留心于此，而遇斯症甚罕，故不敢述"。其次，在伤寒传变方面，他对注家"传经悉指为热，直中悉指为寒"之说，提出不同见解：传经即邪从三阳传入，直中即本经自受之风寒也。邪传三阴，热症固多，而寒症亦有；本经中寒，固无热症，而中风亦能发热，未可以此分寒热了之。再次，在行医过程中，吴氏体会到六气伤人，以湿为甚，因而提出："暑邪之害甚于寒，湿邪之害，更有甚于暑者。盖盛暑之时必兼湿，而湿盛之时不兼暑。暑邪止从外入，而湿邪兼乎内外。暑邪为病，骤而易见；湿邪为病，缓而难知。凡处泽国水乡者，于湿症尤宜加察焉。"进而又提出了"外湿宜表散，内湿宜渗泄"的治疗原则。这一理论对现实临床仍具有重要的指导意义。

总之，全书纲目清晰，博采众长，融会贯通，是一部学术成就和实用价值较高的伤寒学著作。

总 书 目

I

本　草